华西医学大系

解读"华西现象"

讲述华西故事

展示华西成果

XUEYE TOUXI HE TA DE PENGYOUQUAN

血液透析和它的朋友圈

主编 周莉 陈林

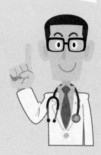

四川科学技术出版社

·成都·

图书在版编目（CIP）数据

血液透析和它的朋友圈/周莉，陈林主编. — 成都：
四川科学技术出版社，2022.5(2024.6重印)

ISBN 978-7-5727-0528-1

Ⅰ.①血… Ⅱ.①周… ②陈… Ⅲ.①血液透析
Ⅳ.①R459.5

中国版本图书馆CIP数据核字(2022)第064753号

血液透析和它的朋友圈

主　编　周莉　陈林

出 品 人	程佳月
责任编辑	李　栎
封面设计	象上设计
版式设计	大　路
责任校对	王天芳　刘倩枝
责任出版	欧晓春
出版发行	四川科学技术出版社
地　　址	四川省成都市锦江区三色路238号新华之星A座25层
	传真：028-86361756　邮政编码：610023
成品尺寸	156mm×236mm
印　　张	19.75　字　数　395 千
印　　刷	四川华龙印务有限公司
版　　次	2022年7月第 1 版
印　　次	2024年6月第 3 次印刷
定　　价	68.00元

ISBN 978-7-5727-0528-1

本书编委会

荣誉主编

付 平 刁永书

主 编

周 莉 陈 林

副主编

余少斌 袁怀红 李 超

秘 书

马春妍 杨 莉

编写人员（排名不分先后）

陈 辉 陈 林 樊丹丹 付呈新

何茂芯 廖周谊 刘司南 马春妍

谭如英 薛贵方 杨 莉 杨 洛

杨玉洁 游 睿 余少斌 袁怀红

李 超 张 磊 张颖君 周 莉

朱林芳 朱 影 李 巧

《华西医学大系》总序

由四川大学华西临床医学院/华西医院（简称"华西"）与新华文轩出版传媒股份有限公司（简称"新华文轩"）共同策划、精心打造的《华西医学大系》陆续与读者见面了，这是双方强强联合，共同助力健康中国战略、推动文化大繁荣的重要举措。

百年华西，历经120多年的历史与沉淀，华西人在每一个历史时期均辛勤耕耘，全力奉献。改革开放以来，华西励精图治、奋进创新，坚守"关怀、服务"的理念，遵循"厚德精业、求实创新"的院训，为践行中国特色卫生与健康发展道路，全心全意为人民健康服务做出了积极努力和应有贡献，华西也由此成为了全国一流、世界知名的医（学）院。如何继续传承百年华西文化，如何最大化发挥华西优质医疗资源辐射作用？这是处在新时代站位的华西需要积极思考和探索的问题。

新华文轩，作为我国首家"A+H"出版传媒企业、中国出版发行业排头兵，一直都以传承弘扬中华文明、引领产业发展为使命，以坚持导向、服务人民为己任。进入新时代后，新华文轩提出了坚持精准出版、精细出版、精品出版的"三精"出版发展思路，全心全意为推动我国文化发展与繁荣做出了积极努力和应有贡献。如何充分发挥新华文轩的出版和渠道优势，不断满足人民日益增长的美好生活需要？这是新华文轩一直以来积极思考和探索的问题。

基于上述思考，四川大学华西临床医学院/华西医院与新华文轩出版传媒股份有限公司于2018年4月18日共同签署了战略合作协议，启动了《华西医学大系》出版项目并将其作为双方战略合作的重要方面和旗舰项目，共同向承担《华西医学大系》出版工作的四川科学技术出版社授予了"华西医学出版中心"铭牌。

人民健康是民族昌盛和国家富强的重要标志，没有全民健康，就没有全面小康，医疗卫生服务直接关系人民身体健康。医学出版是医药卫生事业发展的重要组成部分，不断总结医学经验，向学界、社会推广医学成果，普及医学知识，对我国医疗水平的整体提高、对国民健康素养的整体提升均具有重要的推动作用。华西与新华文轩作为国内有影响力的大型医学健康机构与大型文化传媒企业，深入贯彻落实健康中国战略、文化强国战略，积极开展跨界合作，联合打造《华西医学大系》，展示了双方共同助力健康中国战略的开阔视野、务实精神和坚定信心。

华西之所以能够成就中国医学界的"华西现象"，既在于党政同心、齐抓共管，又在于华西始终注重临床、教学、科研、管理这四个方面协调发展、齐头并进。教学是基础，科研是动力，医疗是中心，管理是保障，四者有机结合，使华西人才辈出，临床医疗水平不断提高，科研水平不断提升，管理方法不断创新，核心竞争力不断增强。

《华西医学大系》将全面系统深入展示华西医院在学术研究、临床诊疗、人才建设、管理创新、科学普及、社会贡献等方面的发展成就；是华西医院长期积累的医学知识产权与保护的重大项目，是华西医院品牌建设、文化建设的重大项目，也是讲好"华西故事"、展示"华西人"风采、弘扬"华西精神"的重大项目。

《华西医学大系》主要包括以下子系列：

①《学术精品系列》：总结华西医（学）院取得的学术成果，学术影响力强；②《临床实用技术系列》：主要介绍临床各方面的适宜技术、新技术等，针对性、指导性强；③《医学科普系列》：聚焦百姓最关心的、最迫切需要的医学科普知识，以百姓喜闻乐见的方式呈现；④《医院管理创新系列》：展示华西医（学）院管理改革创新的系列成果，体现华西"厚德精业、求实创新"的院训，探索华西医院管理创新成果的产权保护，推广华西优秀的管理理念；⑤《精准医疗扶贫系列》：包括华西特色智力扶贫的相关内容，旨在提高贫困地区基层医院的临床诊疗水平；⑥《名医名家系列》：展示华西人的医学成就、贡献和风采，弘扬华西精神；⑦《百年华西系列》：聚焦百年华西历史，书写百年华西故事。

我们将以精益求精的精神和持之以恒的毅力精心打造《华西医学大系》，将华西的医学成果转化为出版成果，向西部、全国乃至海外传播，提升我国医疗资源均衡化水平，造福更多的患者，推动我国全民健康事业向更高的层次迈进。

《华西医学大系》编委会

2018年7月

前　言

　　《血液透析和它的朋友圈》是四川大学华西医院血液透析中心医护人员携手编撰的华西医学大系·医学科普图书之一。

　　本书分为"群主篇　血液透析，不得不说的那些事儿""群员篇　血液透析的短期并发症""朋友圈　血液透析的长期并发症和合并症""生活圈　血液透析患者的自我管理与社会回归"。

　　每节主要以三段式进行撰写。第一部分是基本知识简介，以简单生动的语言进行介绍，适合有时间、有精力的时候细读。第二部分是"你问我答"，就大家最关心的问题进行讲解，答疑解惑。第三部分是图表＋椒盐普通话总结，适用于喜欢快餐文化的朋友，用最短的时间获得最重要的知识。

　　本书由熟悉各章节内容的医生或护士负责撰写，基于《血液净化标准操作规程（2021版）》和国际/国内最新相关指南进行整合，并由付平、周莉和余少斌医生进行全文修改和润色。从选题到撰写，贯穿多学科、医护患一体化的实践。

　　当你被小标题吸引眼球，当你聚精会神地去了解基本知识，当你读完"你问我答"后茅塞顿开，当你看到椒盐普通话总结时会心一笑，我们科普和患者教育的目的就达到了。

久病成良医。血液透析患者群相对来说是对血液透析有着一定了解的患者群。持续接受患者教育和知识更新，对于提高患者依从性和自我管理至关重要。这本书，对于血液透析室医生和护士的知识更新和强化也是非常有帮助的。

感谢四川科学技术出版社的编辑老师和人民卫生出版社周宁老师的悉心指导。感谢四川大学华西医院肾脏内科对该书编写和出版的支持。感谢四川大学华西医院兄弟科室和血液透析室患者对本书提出修改意见和建议。

四川大学华西医院血液透析中心的医生和护士，以多学科交叉和医护一体化为特色，奉献此书以普及血液透析患者教育。

周 莉

2022 年 1 月于成都

目　录

群主篇　血液透析，不得不说的那些事儿

群员篇　血液透析的短期并发症

朋友圈 血液透析的长期并发症和合并症

生活圈　血液透析患者的自我管理与社会回归

群主篇

血液透析，不得不说的那些事儿

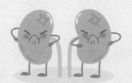

第一章

血液透析模式和装置

第一节　血液透析，终身随行

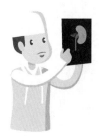

　　由于各种原因，肾脏不能正常工作时，体内的毒素、代谢废物及多余的水分不能排出体外，导致患者出现不适症状，难以忍受，甚至危及患者生命，这时就需要选择适当的治疗方法来代替肾脏工作，如血液透析、腹膜透析或者肾移植，以缓解症状及维持生命。目前，随着血液净化技术的不断改进和发展，其治疗方式不断增加，包括血液透析、血液透析滤过、血液灌流、免疫吸附、血浆置换、连续性血液净化等技术，且都已广泛应用于临床。

　　血液透析简称血透，是指将患者体内的血液引流至体外循环装置后，利用人工装置（如透析器/血滤器）模仿肾脏的部分功能，去除血液中的毒素、代谢废物及多余水分，同时纠正紊乱的电解质及酸碱平衡，再把净化后的血液送回体内，以达到治疗目的。血透前应先建立将血液引流出体外及送回体内的血管通路。血透是一个体外循环的过程，在此过程中大约有100~200 ml的血液在体外循环，为了保证血液在此期间不凝固，血透时需要使用抗凝剂。诱导透析期内为避免透析失衡综合征发生，首次透析时间一般为2~3小时，以后逐渐延长为4~5小时。开始透析的第一周可适当增加透析频次，以过渡到维持性血透方案。常规血透处方为每次需要4小时，每周3次，即可达到充分透析的基本要求，多数没有严重并发症的血透患者能够很好地回归社会，维持正常的生活及工作。

 血透的优点

（1）血透可以较快地清除体内毒素、代谢废物及多余水分，迅速纠正高血钾及酸中毒，缓解临床症状，挽救患者生命。

（2）在急性肾衰竭时紧急治疗，不仅可以缓解症状，还可以为治疗原发病争取时间。

（3）在治疗的过程中，患者与医护人员长期接触，能建立良好的沟通渠道，医护人员能及时有效地发现患者的问题，并使问题及时得到有效解决，彼此还能建立良好的信任关系。

 血透的缺点

（1）血管通路的建立，因人而异，如不能满足血透的需求，后期可能面临血管通路失功能等并发症，从而增加患者的痛苦、费用及再次手术的风险。

（2）血液引流出体外，与透析器接触，有发生过敏反应的风险。

（3）对于抗凝剂，有出血风险的患者应谨慎使用，如不用，即有发生凝血的风险。

（4）血透是建立在体外循环的基础上，对于心血管状态不稳定的患者，特别是老年患者，有发生心血管事件的危险。

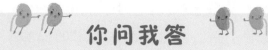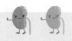

你问我答

1. 什么是血透？

答：它是将患者体内的血液引流至体外循环装置后，利用人工装置模仿肾脏的部分功能，去除血液中的毒素、代谢废物及多余水分，同时纠正电解质及酸碱平衡的紊乱，再把净化后的血液送回体内，以达到治疗急、慢性肾衰竭的目的。

2. 血透的常规剂量及频次？

答：常规每周透析 3 次，每次 4 小时。

3. 血透的主要优点有哪些？

答：①血透可以较快地清除体内毒素、代谢废物及多余水分，迅速纠正高血钾及酸中毒。②在急性肾衰竭时紧急治疗，不仅可以缓解症状，还可以为治疗原发病争取时间。③在治疗的过程中，患者与医护人员长期接触，能建立良好的沟通渠道，及时发现、解决问题。

4. 血透的主要缺点有哪些？

答：①血管通路如不能满足血透的需求，血管通路失功能会增加患者的痛苦、费用及再次手术的风险。②血液引流出体外，与透析器接触有发生过敏反应的风险。③有出血风险的患者未合理使用抗凝剂有发生凝血的风险。④对心血管状态不稳定的患者，有发生心血管事件的危险。

5. 是否需要行血透治疗由谁决定呢？实施场所在哪里？由谁实施呢？具体工作内容是什么？

答：患者是否需要血透是由具有资质的肾脏专科医生决定，医生根据患者的情况制定个体化治疗方案。血透治疗是在医院通过规范的透析设备进行，主要实施者为血液净化专科护士，他们全程参与血透技术的实施、患者的监护及专项护理，从而保证血透的有效性和安全性。

血透技术

→ 血液透析
→ 血液透析滤过
→ 血液灌流
→ 免疫吸附
→ 血浆置换
→ 连续性血液净化

血透机制

→ 血液引流进体外循环
→ 人工装置模仿肾脏功能
→ 去除毒素、代谢废物、多余水分，纠正紊乱的电解质及酸碱平衡
→ 净化后的血液回输入人体

血透的主要作用

→ 清除体内毒素、代谢废物及多余水分
→ 纠正电解质失衡及酸中毒

血透的主要缺点

→ 通路建立困难
→ 透析器接触风险
→ 出血、凝血风险及心血管意外

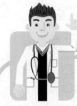

椒盐普通话总结一哈儿：

　　血透，就是俗称的人工肾，是用来替代肾脏的部分工作。就是在医院这个特殊的塌塌*，通过特殊的机器和耗材，将有毒的物质及废物清除，再把需要的营养物质回收，以达到维持生命、延长生存时间、提高生存质量的目的。

　　也就是说，对于慢性的肾功能衰竭病人而言，通常一旦开始透析治疗，就是不能停下来的节奏哦！不然就得危及生命，或者选择其他替代治疗方式如腹膜透析、换肾。你看嘛！每周3次，每次4小时，都快成为勤劳的"小蜜蜂"了。

（谭如英）

---

* 塌塌，四川方言，意思是地方。

第二节　血液透析，我们正确看待

血液透析是急、慢性肾衰竭患者肾脏替代治疗的方式之一。它是利用弥散、对流、吸附及超滤的原理，清除体内的有害物质和过多水分，也可以用于药物或毒物中毒的清除等。

终末期肾脏病患者透析时机的选择由肾脏专科医生决定，并负责患者的筛选及治疗方案的确定。应对患者进行充分有效的评估，其内容包括症状、体征、生化指标、容量状态、营养情况及药物干预后效果评估等。

当患者拟进入血液透析治疗时，患者享有知情同意权，由肾脏专科医生告知患者及家属血液透析的必要性及发生并发症的风险，并签订血液透析知情同意书。

血液透析的标准设备配置

（1）血液透析机。血液透析机是一个基于微电脑技术的复杂的机电一体化设备，主要由血循环控制系统、透析液供给控制系统、超滤控制系统三大功能部分构成，保证透析治疗有效和安全地进行。

（2）透析器。透析器是血液透析治疗时实现溶质交换和水分清除的场所。

（3）透析液。透析液是一类含有多种离子和非离子物质的溶液，具有一定的渗透压，其成分与人体内环境成分相似，通过血液透析器与患者血液进行溶质弥散、渗透和超滤作用，最终达到治疗目的。目前广泛使用的是碳酸氢盐透析液，它的成分包括：钠离子、钾离子、钙离子、镁离子、氯离子、醋酸根、碳酸氢根、葡萄糖等。pH 值 7.1～7.3，二氧化碳分压 40～110 mmHg*。

---

*　1 mmHg≈0.133 kPa，全书同。

（4）水处理系统。水处理的目的是去除自来水中的杂质及各种离子，将透析用水对人体和设备的损害降到最低程度。一套完整的水处理系统一般包含前处理系统、反渗透装置（去离子装置）和后处理系统三部分。透析用水必须定期检测并达到中华人民共和国医药行业标准要求。

（5）血液透析血管通路。它的建立由肾脏专科医生（具有技术准入资质）完成。根据患者的具体情况，肾脏专科医生进行全面评估后建立该通路，包括：无隧道无涤沦套中心静脉导管（颈内静脉、股静脉、锁骨下静脉导管）及带隧道带涤沦套中心静脉导管动静脉内瘘、自体动静脉内瘘及移植血管，其中以自体动静脉内瘘多见。

血液透析适应证

（1）终末期肾脏病的血液透析适应证。一般在患者肌酐清除率（Ccr）降至 10 ml/min 时即应开始血液透析。糖尿病患者宜适当提早，当其 Ccr 小于 15 ml/min 时开始透析。其他参考指标为：①血尿素氮 ≥28.6 mmol/L。②血肌酐 ≥707.2 μmol/L。③高钾血症，血钾 ≥6.5 mmol/L。④代谢性酸中毒。⑤有明显水潴留体征（严重水肿、顽固性高血压及充血性心力衰竭）。⑥有明显厌食、恶心、呕吐等尿毒症表现。

（2）急性肾衰竭血液透析适应证。①基本同终末期肾脏病。②急性肾衰竭诊断确立、少尿或无尿 2 天以上、血肌酐 ≥442 μmol/L 或存在高分解代谢（每日血尿素氮上升 10 mmol/L 以上、血肌酐上升 177 μmol/L 以上或血钾上升 1 mmol/L 以上）。

血液透析的禁忌证

无绝对禁忌证，但下列情况应慎用：①有严重出血或出血倾向。②药物难以纠正的严重休克或收缩压低于 80 mmHg。③严重心肌病变并有难治性心力衰竭。④活动性出血。⑤其他不能配合血液透析治疗的情况（如精神障碍、严重感染、血源性传染病、晚期肿瘤、极度衰弱、依从性差的患者）。

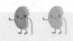

你问我答

1. **血液透析是什么原理呢？**

答：它是利用弥散、对流、吸附及超滤的原理，清除体内的有害物质和过多水分，也可以用于药物或毒物中毒的清除等。

2. **血液透析的设备有哪些？**

答：血液透析的设备包括血液透析机、透析器、透析液、水处理系统、血液透析血管通路。

3. **血液透析的血管通路有哪几种？**

答：血液透析的血管通路有中心静脉临时导管（颈内静脉、股静脉、锁骨下静脉导管）及中心静脉半永久导管、自体动静脉内瘘及移植血管。

血液透析流程

→ 筛选
→ 制定方案
→ 签署知情同意书

血液透析设备配置

→ 血液透析机
→ 透析器
→ 透析液
→ 水处理系统
→ 血液透析血管通路

血液透析适应证

→ 终末期肾脏病
→ 急性肾衰竭

血液透析的禁忌证

→ 严重出血或出血倾向
→ 休克或收缩压低于 80 mmHg
→ 严重心肌病变并有难治性心力衰竭
→ 活动性出血
→ 其他不能配合血液透析治疗的情况

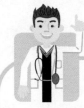

椒盐普通话总结一哈儿：

血液透析，我们正确看待，就是透透更健康嘛，由于肾脏功能受损，就要把那些肾脏代谢的毒素和过多的水分通过透析机、透析器、透析液、水处理系统、血管通路这些结合起来的医用装备清除，把有用的成分输回。

（谭如英）

第三节 血液透析滤过，给你更好的选择

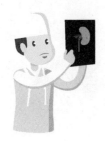

血液透析滤过（hemodiafiltration，HDF），即血液透析（HD）和血液滤过（HF）的结合，它兼具两者的优点。其清除溶质的原理是弥散、对流及吸附，主要为前两者。理论上，在单位时间内比单独的血液透析或血液滤过治疗能清除更多的中小分子物质，因此普遍认为血液透析滤过是目前较好的透析治疗方法，现已广泛应用于维持性透析患者的常规血液净化治疗。

它的适应证包括：

①维持性血液透析患者：建议维持性血液透析患者每月接受1~2次的血液透析滤过治疗。②顽固性高血压。③容量性心力衰竭：血液透析滤过可以清除过多的水分，减轻心脏负担；等渗脱水，保持血压稳定。④其他：顽固性皮肤瘙痒、神经病变、高磷血症、腹水等。

无绝对禁忌证，相对禁忌证同血液透析。

行血液透析滤过的标准配置包括：

（1）具有高超滤系数的高通量透析器，是指超滤系数（kuf）在20～55 ml/（h·mmHg）。

（2）血液透析滤过机。血液透析滤过机与血液透析机除有相同监护装置外，另有置换液泵和液体平衡装置。

（3）在线生成的超纯透析液（Online 置换液）。在线生成超纯透析液的方法是指由反渗水和浓缩液（或粉末）通过透析机的比例泵配制生成的透析液，大部分进入血液滤过器膜外完成透析功能，少部分流经机器内置的聚砜膜、双聚合膜或聚酰胺膜细菌过滤器，经过1～2次滤过，形成无菌置换液后由置换液管路输入血液中。

（4）专用置换液输入管路。不同的血液透析滤过机配置有与之配套的置换液输入管路。

（5）血管通路。可以使用动静脉内瘘或中心静脉留置导管。为了达到理想的治疗效果，血流量要求较血液透析高，一般应大于250 ml/min。

（6）置换液补充方法

①前稀释法。是指置换液在血滤器前输入。该方法的优点是血液在进入血滤器前已被稀释，血流阻力小，滤过率稳定，残余血量少和不易形成滤过膜上的蛋白覆盖层，血滤器不易凝血。可延长血滤器的使用寿命，置换液量一般可采用后稀释法的2～3倍，为30～50 L/4 h。缺点是清除率低，需用的置换液量大，成本相应高。当需做无抗凝剂血液滤过时，可选择本模式。

②后稀释法。是指置换液在血滤器后输入。此方法的优点是清除率高，置换液用量小，输入量小于或等于血流量的30%，为15～25 L/4 h，是稳定期的维持性血液透析患者最常用的置换液补充方法。缺点是容易导致高凝状态的患者发生血滤器凝血，故有高凝倾向的患者不宜选择本模式。

③混合稀释法。是指置换液在血滤器前及后同时输入。此方法清除率较高，且血滤器不易堵塞，建议前稀释率要小于后稀释率，前稀释与后稀释比例为1∶2。置换量可参考前稀释法。

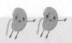 你问我答

1. 血液透析滤过时使用的是哪种透析器？

答：血液透析滤过时使用的是高通量透析器。

2. 血液透析滤过的置换液补充方法有哪些？最常见的是哪种？其中的优点是什么，又有哪些缺点？

答：血液透析滤过的置换液补充方法有三种，包括：前稀释法、后稀释法和混合稀释法。其中后稀释法最常用，其方法是置换液在血滤器后输入。优点是清除率高，置换液用量小。缺点是容易导致高凝状态的患者血滤器凝血，故有高凝倾向的患者不宜选择本模式。

概述
→ 血液透析滤过＝血液透析＋
  血液滤过，兼具两者的优点

适应证
→ 维持性血液透析患者
→ 顽固性高血压
→ 容量性心力衰竭
→ 其他：顽固性皮肤瘙痒、神
  经病变、高磷血症、腹水等

设备配置
→ 高通量透析器
→ 血液透析滤过机
→ 置换液
→ 置换液输入管路
→ 血管通路

置换方法
→ 前稀释法
→ 后稀释法
→ 混合稀释法

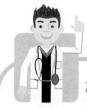

椒盐普通话总结一哈儿:

血液透析滤过,就是血液透析和血液滤过的结合,在单位时间内比单独的血液透析或血液滤过治疗能清除更多的中小分子物质。血液透析滤过的置换液补充方法有三种,包括前稀法、后稀释法和混合稀释法。其中后稀释法是稳定期的维持性血液透析患者最常用的置换液补充方法。

(谭如英)

第四节　血液灌流,不仅用于中毒

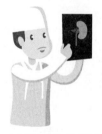

　　血液灌流(hemoperfusion,HP),其实就是血液吸附,其原理是将患者的血液从体内引到体外循环系统内,通过灌流器中的吸附剂非特异性吸附毒物、药物和代谢产物,达到清除这些物质的一种血液净化治疗方法。近年来,由于其对体内中、大分子物质非特异性的清除能力,与普通血液透析的联合治疗也逐渐应用于临床。

　　血液灌流的吸附作用主要分为物理、化学、免疫及其他特殊吸附等。最常用的吸附材料是活性炭和树脂。

血液灌流的适应证

　　(1)治疗急性药物和毒物中毒。

　　(2)治疗尿毒症,尤其是顽固性皮肤瘙痒、难治性高血压、高β_2微球蛋白血症、继发性甲状旁腺功能亢进、周围神经病变等。

（3）治疗重症肝炎，尤其是暴发性肝衰竭导致的肝性脑病、高胆红素血症。

（4）脓毒血症或系统性炎症反应综合征。

（5）银屑病或自身免疫性疾病。

（6）其他疾病，如精神分裂症、甲状腺危象、重症急性胰腺炎等。

血液灌流的禁忌证

血液灌流无绝对禁忌证，相对禁忌证为血小板减少症、白细胞减少症、凝血功能障碍及相应材料过敏。

血液灌流的治疗剂量及血液流速

血液灌流器吸附毒性物质，一般认为灌流时间 2～3 小时即饱和，若需要继续血液灌流治疗，2 小时后应更换灌流器。但一次灌流时间建议不超过 6 小时。有些患者由于药物或毒物为高脂溶性而在脂肪组织中蓄积，或者洗胃不彻底，消化道仍有吸收，常常在灌流后一段时间，药物或毒物的血浓度又可回升，导致再次昏迷。可在十几小时后或第 2 天重复血液灌流治疗。一般经过 2～3 次治疗后，药物或毒物中毒可以明显改善。

血液灌流的血液流速一般在 150～200 ml/min。流速越快，吸附率越低，达到吸附平衡的时间越长；反之，流速越慢，吸附率越高，达到吸附平衡的时间越短。同时血流速度太慢，凝血机会相对增加，应适当加大肝素剂量。

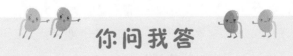

你问我答

1. 血液灌流是什么？它是怎么工作的呢！

答：血液灌流即血液吸附，其原理是将患者的血液从体内引到体外循环系统内，通过灌流器中的吸附剂非特异性吸附毒物、药物、代谢产物，达到清除这些物质的一种血液净化治疗方法或手段。

血液灌流原理

→ 通过灌流器进行血液吸附

适应证

→ 急性药物和毒物中毒
→ 尿毒症及重症肝炎
→ 脓毒血症或系统性炎症反应综合征
→ 银屑病或自身免疫性疾病
→ 其他疾病，如精神分裂症、甲状腺危象、重症急性胰腺炎等

禁忌证

→ 无绝对禁忌证，相对禁忌有血小板减少症、白细胞减少症、凝血功能障碍及相应材料过敏

治疗剂量及处方

→ 血液灌流器吸附毒性物质 2～3 小时即饱和
→ 血液流速：150～200 ml/min

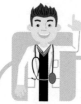

椒盐普通话总结一哈儿：

血液灌流其实就是血液吸附，它不只可以解毒，还具有对体内中、大分子物质非特异性的清除能力，与普通血液透析的联合治疗的应用越来越广泛。它的治疗时间一般为 2～3 小时，血液灌流的血液流速一般在 150～200 ml/min。

（谭如英）

第五节　夜间长时间血液透析，你的私人定制

夜间长时间血液透析（NHD）是指利用夜间睡眠时间进行透析治疗。透析频率为每周 3 次，每次 7 ~ 8 小时，血流量为 180 ~ 220 ml/min，透析液流速为 300 ml/min。

其优势是可以提高患者生存质量。既往研究证明，夜间长时间血液透析治疗能够平稳地控制血压、减少患者左心室肥厚、改善矿物质代谢及内分泌异常，患者社会回归良好。夜间透析，日间不影响工作，但是透析时间的延长也存在一定风险：比如，首先是肝素用量增加导致破骨细胞分化，引起骨骼脱钙，增加骨折风险；其次是透析时间延长，透析器相关的生物不相容性的风险增加；再次，夜间长时间血液透析也带来了额外的医疗花费及公共医疗资源和人力资源的占用；等等。

患者的准入条件包括：

（1）一般情况良好，自觉自愿，并经过医生及护士长进行全面评估。

（2）体表面积大，有自主活动能力，生活能自理。

（3）长期透析不充分，有钙、磷代谢异常。

（4）遵医行为良好的患者。

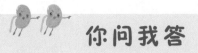

你问我答

1. 夜间长时间血液透析，哪些人可以做呢？

答：只要你需要透析，经过肾脏专科医生及血液透析室护士长全面评估，又愿意配合、自理能力好、遵医行为好、体表面积大、长期的常规血液透析不充分，或者有钙、磷代谢异常都可以做。

2. 夜间长时间血液透析，优点是啥子呢？有没有缺点哦？

答：简单地说呢，就是用夜间（7～8小时）的时间来清除平常只需用4小时清理的毒素，用时长了，清除的速率减少了，血流动力学就更稳定，从而血压就更平稳，同时减少患者左心室肥厚、改善矿物质代谢及内分泌异常等，且日间不影响工作。缺点就是透析时间的延长有一定风险：首先是肝素用量增加导致破骨细胞分化，引起骨骼脱钙，增加骨折风险；其次是透析时间的延长，人体与透析器长时间接触，透析器相关的生物不相容性的风险增加，同时带来了额外的医疗花费及公共医疗资源和人力资源的占用等。

夜间长时间透析知多少

→ 透析频率：每周3次，每次7～8小时

→ 血流量：180～220 ml/min

→ 透析液流速为300 ml/min

夜间长时间血液透析的主要优势

→ 控制血压

→ 减少患者左心室肥厚、改善矿物质代谢

→ 改善内分泌异常

→ 患者社会回归良好

夜间长时间血液透析的主要风险

→ 肝素用量增加，引起骨骼脱钙，增加骨折风险

→ 增加透析器相关的生物不相容性的风险

→ 增加额外的医疗花费及医疗资源和人力资源的占用等

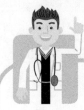

椒盐普通话总结一哈儿：

夜间长时间血液透析，就是利用夜间睡眠时间进行透析治疗。就像你的私人定制一样，一个晚上7～8小时都给你做血液透析。觉也睡了，透析治疗也完成了。第二天你只管精神百倍地去上班生活，巴适得板*哦！工作、生活、治疗三不误。

（谭如英）

第六节 透析器，工欲善其事，必先利其器

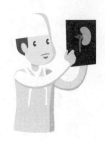

血液透析器，简称透析器，俗称人工肾。透析器主要利用半透膜的原理，将患者的血液与透析液同时引进透析器，两者在透析膜的两侧呈反方向流动，借助膜两侧的溶质梯度、渗透梯度和水压梯度达到清除毒素和体内滞留的过多水分，同时补充体内所需的物质的目的。它是溶质交换和水分清除的场所，其特性与透析效率、血液透析即刻并发症及长期并发症等密切相关。它的使用是尿毒症患者的福音。

透析器的结构主要是由透析膜和支撑结构组成。透析膜材料是影响血液透析治疗效果的关键因素。目前临床使用最多的一类透析器是空心纤维型透析器，最常用的透析膜材料为合成膜。合成膜具有转运系数及超率系数高、生物相容性好等优点。根据透析器的超滤系数

---

* 巴适得板，四川方言，意思是很好、很舒服。

可将透析器分为低通量透析器与高通量透析器，一般认为高通量透析器超滤系数在 20～25 ml/（h·mmHg），尿素清除率 > 100 ml/L。透析器性能的评价标准主要有清除率、超滤系数、生物相容性以及顺应性、血流阻力、预充容量、残余血量、破膜率、抗凝率等。

透析器需要配合血液透析装置，供急、慢性肾衰竭患者使用。透析器和滤器分为一次性的和可复用的。一次性的用后销毁，如为可复用的应有国家药品监督管理局颁发的注册证、生产许可证等，并明确标明为可复用血液透析器和滤器。

患者从最初的无药可救，到如今存活率的提高，透析器及透析膜材料的不断优化起着至关重要的作用。

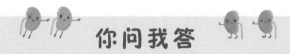

你问我答

1. **透析器可以重复使用吗？**

答：可以，可复用的透析器应有国家药品监督管理局颁发的注册证、生产许可证等，并明确标明为可复用血液透析器和滤器。

2. **在临床上常用的透析器有哪些？**

答：常用的透析器有空心纤维型透析器、合成膜类透析器，还有就是低通量透析器和高通量透析器。

3. **透析器性能的评价标准有哪些？**

答：透析器性能的评价标准包括有客观的和主观的，客观的有清除率、超滤系数、生物相容性以及顺应性、血流阻力、预充容量、残余血量、破膜率、抗凝率等，主观的呢，就是患者个体本身对透析器的反应咯。

透析器原理	透析器结构
→ 半透膜原理	→ 透析膜和支撑结构

透析器类型	性能评价指标
→ 空心纤维型透析器	→ 清除率及超滤系数
→ 合成膜类透析器	→ 生物相容性以及顺应性
→ 低通量透析器	→ 血流阻力
→ 高通量透析器	→ 预充容量及残余血量
	→ 破膜率、抗凝率

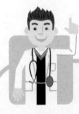

椒盐普通话总结一哈儿：

透析器，就是那个"人工肾"啦！它是急、慢性肾衰竭患者的福音，它的性能评价标准主要有清除率、超滤系数、生物相容性以及顺应性、血流阻力、预充容量、残余血量、破膜率、抗凝率等。一般而言，透析效果好不好除了看上述对透析器的客观评价指标以外，更需要关注的当然是患者个体本身的主观评价了，包括患者对透析器的反应，如过敏反应等，以及其他导致患者不适的反应。

（谭如英）

19

第七节　透析液，与你的亲密接触

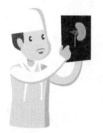

透析液是与患者血液进行物质交换的媒介。它通过很薄的透析器半透膜将患者内环境中的溶质转运到外环境。溶质是在我们化学课里学习的概念，最经典的就是一滴黑墨水滴进一杯水里，黑墨水就是溶质。而透析治疗也是对这个溶质转运概念的经典解释，通过弥散作用排出体内代谢废物（如尿素）、毒物或过量的药物，调节体液中的水和电解质平衡等。

透析液通常是由透析用水、酸性浓缩液和缓冲液（如碳酸氢钠浓缩液）三种液体组成。水是通过透析进行肾替代治疗的必要成分，透析器可以连续且准确地混合水和电解质浓缩液以制备处方的透析液。市政用水中的自来水是不能直接用于血液透析的，必须经过专门设计的水处理装置处理后才能成为透析用水被使用。

透析液可以被看作是患者细胞外液的延伸，可能将患者暴露于生物危害中。通常，健康的成年人每周暴露于水（通过摄入）的量为 10～12 L。水穿过胃肠道的选择屏障，其中的部分有毒污染物通过肾清除。相比之下，在每周 3 次、每次 4 小时的血液透析治疗过程中，患者每周可能暴露于 300 L 以上的透析液中。也就是说，血液透析患者暴露于水的量比一般人群高 30～40 倍。如此可以认识到透析用水纯度必须比去离子水有更高的标准。通过水处理系统层层的净化程序、严格的卫生学规则来保证其达到透析用水纯净度目标。规范合理的各项指标检测以及上级部门的严格检查把关，保证了透析患者透析液的使用安全。

你问我答

1. 透析液跟血液弥散出来的废物混在一起是怎么排走的？

答：透析液进入透析器后与血液呈反方向流动，由进液端进入，出口端排出，直接进入到下水道排走。

2. 透析液中关于钠、钾、钙离子的浓度怎么选择？

答：钠、钾、钙离子的浓度选择各不相同。

①钠浓度：常为135～140 mmol/L，应根据血压控制情况选择。高血压控制不佳时可选用个体化的透析液钠浓度，通过测定患者3次透析前血钠水平，计算其平均血钠浓度，乘以95%作为透析液钠浓度；也可采用低钠透析液，但应注意肌肉抽搐、透析失衡综合征及透析中低血压或高血压发生的危险；反复透析中低血压可选用较高钠浓度透析液，或透析液钠浓度由高到低的序贯钠浓度透析，但易并发口渴、透析间期体重增长过多、顽固性高血压等不良后果。

②钾浓度：为<4.0 mmol/L，常设定为2.0 mmol/L。对维持性透析患者，应根据患者血钾水平、存在心律失常等合并症或并发症、输血治疗、透析模式等情况，选择合适钾浓度的透析液。每日透析或服用地高辛类药物者，可适当选择较高钾浓度的透析液。低钾浓度的透析液可引起血钾下降过快，并导致心律失常甚至心搏骤停。

③钙浓度：常用透析液钙浓度为1.25～1.75 mmol/L。透析液钙浓度过高，易引起高钙血症，并导致机体发生严重异位钙化等并发症，建议应用钙浓度为1.25～1.5 mmol/L的透析液。当存在顽固性高血压、高钙血症、难以控制的继发性甲状旁腺功能亢进时，选用钙浓度为1.25 mmol/L的透析液，并建议联合应用活性维生素D及其类似物、磷结合剂及拟钙剂治疗；血全段甲状旁腺激素（iPTH）水平过低时也应选用钙浓度为1.25 mmol/L的透析液；当

透析中反复出现低钙抽搐、血钙较低、血管反应性差导致反复透析中低血压时，可短期选用钙浓度为 1.75 mmol/L 的透析液，但此时应密切监测血钙、血磷、血 iPTH 水平，并定期评估组织器官的钙化情况，防止出现严重骨矿物质代谢异常。

透析液与血液通过透析器交换
→ 透析液是与患者血液进行物质交换的媒介
→ 通过透析器半透膜将患者内环境中的溶质转运到外环境

透析液三个组成部分
→ 透析用水
→ 酸性浓缩液
→ 缓冲液（如碳酸氢钠浓缩液）

透析液的主要成分可调可控，个体化
→ 选择合适的钾浓度和钙浓度的透析液
→ 通过钠曲线对透析液钠浓度进行微调

透析液质量检测
→ 层层的净化程序，规范合理的各项指标检测
→ 上级部门的严格检查把关

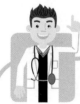

椒盐普通话总结一哈儿：

"腰花"不起作用了，只能靠透析来解决。透析就离不开透析液，就好像洗衣服离不了自来水，只不过透析液来得一点也不容易，需要加净化了又净化的自来水，还需要加人体内环境必需的成分进去。医务人员会定期定时检测透析液质量，以保证透析患者安全上机，安全下机。

（马春妍）

第二章

血液透析参数

第一节 干体重，莫用生命来试探

我们先了解一下日常中人体体重的概念。体重是指人体的质量。那干体重有什么不一样呢？

透析患者的"专利"名词：干体重。

人体含有60%～70%的水。当肾脏功能出现了异常进入透析期，尿量减少，水分不能完全地排出体外。在这种情况下，患者的体重增加，这种增加不是正常肾功能情况下的长胖了，而是水多了。我们需要人为地为透析患者设置一个干体重，根据干体重来评估体内多了多少水。通过透析来去除多余的水，从而达到没有多余水分的状态。

确定干体重有许多方法。①X线评估：可以拍胸片了解心胸比率（正常小于0.5）和肺淤血情况。②超声评估：超声检查下腔静脉直径，计算下腔静脉直径和体表面积比，如果比值大于11.5 mm/m²，提示水负荷过多；如比值小于 8 mm/m² 则提示容量不足。③生物电阻抗电导（电阻抗）测定评估法：利用人体电导计算总体液量和细胞外液量，对比透析前后指标，评估细胞外液量是否达到干体重。④同位素测定和心钠素值评估。⑤临床评估法：根据患者临床表现，如皮肤水肿或干燥，有无直立性低血压等；透析过程患者有无低血压反应，是否出现肌肉痉挛，如小腿抽筋、腹痛等。如果患者在透析中出现了低血压，这个时候患者的体重可能刚好是或低于患者的干体重。但是这种用危及生命的低血压来试探出干体重的做法是不提倡的。

这些方法各有利弊，在实际工作中，大多采用临床表现评估患者适当的干体重。有条件的单位采用生物电阻抗法测定患者多余的水分进而计算出理想的干体重。干体重应该动态评估，每月评估一次。

掌握好干体重，按照医务人员的宣教，每日严格按要求控制进食水分和液体的量非常重要。一般而言，严格控制盐的摄入，不吃稀饭不喝汤，吃药才喝水。对于还有残余肾功能和尿量较多的患者，饮水量可以适当放宽。

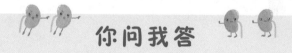

你问我答

1. 干体重的概念是什么？

答：干体重是人体既没有脱水也没有水肿时候的体重，也就是透析结束时患者体内水不多也不少时的体重，跟正常人的体重一样。

2. 干体重临床评估法是什么？

答：根据患者临床表现评估干体重。①当透析后体重低于干体重时，患者表现：少尿、皮肤干燥、血压下降、脑缺血、胃肠缺血、心肌缺血，胸片会发现心脏变小。②当透析后体重高于干体重时，水分没完全排出去，便躲在身体的腔隙里，表现为：水肿、血压上升、心脏扩大、肺水肿、肝淤血等。

3. 透析患者如何控制水的过多增加？

答：①拒绝高钠（咸）的食物，越清淡，口渴的感觉越少。②控制每日水的摄入量＝尿量＋（500～700）ml。③掌握限制饮水的小技巧。④保持大便通畅、增加不显性失水。

4. 控制饮水的小技巧有哪些？

答：①口渴时口含冰块，冰水漱口，嚼口香糖。②用有刻度的小杯子饮水。③用新鲜的或带有香味的菜和香料代替盐来增加食物的美味（如葱、姜、蒜、醋、花椒、胡椒、柠檬等）。

透析患者体重异常增加
→ 进入透析期尿量减少，水分就不能完全地排出体外了
→ 患者进食中摄入水分

干体重评估
→ 干体重是一种理想状态，应该动态评估
→ 评估方法有很多，最好每月评估一次

透析结束未恢复到干体重
→ 透析后体重低于干体重时，透析后身体处于脱水状态
→ 超滤量不够，水分没完全排出去，便躲在身体的腔隙里

透析患者如何控制水的摄入
→ 拒绝高钠（咸）的食物
→ 控制每日水的摄入量
→ 掌握控制饮水的小技巧
→ 保持大便通畅、增加不显性失水

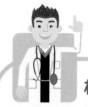

椒盐普通话总结一哈儿：

透析结束后患者达到干体重是一种理想状态，应该动态评估。透析了很多年的老手有时也会马失前蹄，因为有换季时衣物、鞋帽的增减，大便是否通畅，胃口好转长肉了这些因素的影响。透析间期因水分增加带来的体重增长越少越好，这样对心脏的负荷就会小，有利于血压的控制和保护心脏功能，所以透析间期应该好生控制水的摄入。掌握不到自己的干体重？那就出点钱让机器（人体成分分析仪）告诉你吧。建议每月评估一次干体重。

（马春妍）

第二节　抗凝剂，一成不变还是有所变

抗凝是血液透析技术的重要组成部分。适当的抗凝不仅能减少透析器凝血和患者失血，还能保证透析的充分性。

透析中的体外循环与凝血

在透析过程中，患者血液与体外循环装置的内表面相接触，这些表面均有不同程度的致凝血性，可引起透析器凝血。严重的凝血会阻塞透析管路，妨碍体外循环继续进行。严重者可能外周血不能回到患者体内，造成失血。

促进凝血的因素有：低血流量；透析中输注血液或血液制品；血红蛋白过高；透析中输注脂肪制剂；高超滤率；使用动静脉壶（空气暴露、气泡形成、血液振荡）；透析通路再循环。

理想的抗凝目标：在使用最小量抗凝剂的情况下，能保证血液透析正常进行，并且不影响透析膜的生物相容性，不影响全身凝血系统，避免出血并发症的发生。

抗凝剂的使用

治疗前根据患者凝血状态进行抗凝剂的选择，并结合患者情况个体化调整剂量。血液透析常用抗凝剂有普通肝素、低分子肝素、阿加曲班、枸橼酸等。常用抗凝方式主要有全身肝素化法、体外肝素化法、小剂量肝素化法、局部枸橼酸抗凝、阿加曲班抗凝和无肝素法。

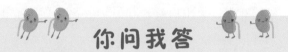

你问我答

1. 透析完了是不是抗凝剂就没作用了？

答：由于肝素具有反跳作用，以及个体间肝素的敏感差异，透析结束后仍然会有凝血障碍。患者应避免碰撞、擦伤、摔倒等外伤而出血，并掌握正确及时的止血方法。若不慎外伤，出血量大，应立刻到医院就诊。必要时可以使用鱼精蛋白中和肝素的作用。

2. 如果要做有创的检查，拔牙这些应该怎么安排？

答：创伤性的检查和治疗应在血液透析 6 小时后进行。如透析后肌内注射后易引起臀部血肿，故注射后局部应增加压迫时间。患者行拔牙术，一般需在透析后 1 天进行。

3. 哪些时候需要增加抗凝剂的用量？

答：当患者在血液透析治疗过程中，如出现血液颜色加深，透析器中有阴影或黑色条纹，动静脉壶中出现血凝块，各项压力突然升高并出现血液迅速冲入传感器等现象时，提示有体外循环发生凝血，应增加抗凝剂用量。当透析器发生凝血后，还应将透析器凝血的程度进行分级，并做好记录。透析器纤维凝血少于 10% 为 Ⅰ 级凝血，10%～50%为Ⅱ级凝血，大于50%为Ⅲ级凝血。根据凝血的程度增加抗凝剂的用量，必要时更换抗凝剂的种类。

4. 哪些时候需要减少抗凝剂的用量？

答：出现以下情况都应及时告知医护人员减少抗凝剂剂量。可根据情况选择使用无肝素透析或者进行局部枸橼酸抗凝。①近期大小便颜色发生改变，小便为洗肉水样或红色，大便为黑色，或发生咯血或呕血，可能提示有泌尿系统或消化道的出血。②当血液透析患者皮肤有散在的或成片的皮肤青紫发生时，提示可能有皮下出血。③女性血液透析患者处于生理期时，尤其平时经量就较大的患者在使用抗凝剂后会加重患者出血。④当血液透析患者近期常伴有牙龈出血、结膜充血、鼻出血等症状时。⑤当血液透析患者置管处有出血或穿刺针拔出后止血时间延长。

保证体外循环顺畅
→ 减少透析器凝血
→ 避免患者失血
→ 保证透析的充分性

血液透析常用抗凝剂种类
→ 普通肝素
→ 低分子肝素
→ 阿加曲班
→ 枸橼酸等

减少抗凝剂用量的时机
→ 泌尿系统或消化道的出血
→ 皮下出血
→ 女性月经期
→ 手术、外伤等出血情况

肝素拮抗药物
→ 使用肝素透析后出血，可以使用鱼精蛋白中和肝素的作用

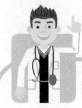

椒盐普通话总结一哈儿：

透析抗凝很重要，可保证透析时体外循环顺畅。当然也不能只管顺畅，其他就不管不顾了，尽量避免出血风险，保障生命安全也很重要。出血时或者出血风险高时都要减少抗凝剂用量。如果护士告诉你有点儿凝管那也要重视起来，不及时增加抗凝剂剂量，丢失的可能不光是那几点血坨坨，你的内瘘、你的导管也可能堵到哦！

（马春妍）

第三节　内瘘流量和设定血流量，你分清楚了吗？

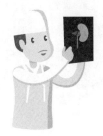

　　血液透析患者动静脉内瘘具有满意的内瘘流量，对达到充分透析是至关重要的。但是过高内瘘流量又可导致心输出量（cardiac output，CO）增加，甚至发生充血性心力衰竭。透析患者内瘘流量，可以采用无创性方法测定。内瘘流量的变化对心功能有什么影响，也是人们关注的问题。

动静脉内瘘流量对心功能的影响

动静脉内瘘会增加心脏负担，高流量内瘘合并基础心脏疾病患者可能会导致高输出量心力衰竭。临床可用内瘘自然血流量（Qa）与心输出量（CO）比值评估内瘘相关的心血管风险：当 Qa ≥ 1 500 ml/min 和（或）Qa/CO ≥ 20% 时称为高流量内瘘。对于 Qa ≥ 1 500 ml/min 和（或）Qa/CO ≥ 20% 但暂无心脏负荷过大相关症状的患者应常规每 3 个月检查 1 次胸片、心脏多普勒超声评估左心室参数（如左心室收缩与舒张末内径、左心室体积和射血分数），如果患者心胸比例、左心室容积、心输出量进行性增加，应采取干预措施。

透析中血泵控制血流量对心功能的影响

透析中血泵控制的穿刺动脉端血流量通常为 150～350 ml/min。在一定限度内提高血泵设定的治疗血流量可以提高透析效率，但是也需要考虑高血流量对心血管功能耐受的问题。极个别患者血流量过高可能会诱发心房颤动等心律失常或心绞痛。国内大多数患者体重小于 70 kg，除了个别体重较大的患者，或者早些时候采用高血流量透析的患者，一般不采用 350 ml/min 以上的血流量透析，泵控血流量对心功能影响较小。

HD02 血液透析监测系统

内瘘流量的早期下降不一定会引起穿刺困难，但定期的内瘘流量监测是很重要的。HD02 血液透析监测系统（超声稀释法）是目前透析中心常用的整个通路检测方法，过程完全在患者体外进行。可以测量血液透析机的真实输出血流量，内瘘、带隧道带涤纶套中心静脉留置导管（cuff 导管）再循环情况，内瘘流量，内瘘患者的心输出量（CO）、心脏指数（CI）、外周阻力（PR）、中央血容量（CBV）。

动静脉内瘘流量与高输出量心力衰竭的关系

动静脉内瘘诱发心力衰竭主要见于上臂内或上臂人造血管搭桥，有时也可以见于前臂内瘘条件好、头静脉大的患者。随着内瘘的逐渐成熟，一方面由于回心血流量明显增加，另一方面同时伴发血压的升高，造成心脏前后负荷明显增加，从而诱发心力衰竭。动静脉内瘘高流量导致致命性高输出量心力衰竭是少见的。尽管血管通路血流量不是导致心力衰竭的常见原因，但是有些内瘘流量过大将是引起心力衰竭的一个重要原因。部分患者需要通过手术结扎内瘘或缩窄吻合口减少动静脉内血流量才能改善心力衰竭。

 你问我答

1. 内瘘成熟时，内瘘流量多少合适？

答：动静脉内瘘流量，自体内瘘要求 500 ml/min 以上，人工血管要求 600 ml/min 以上。平时要注意监测。短期内瘘流量的下降也提示内瘘功能障碍，需要及时寻找原因和进行处理。

2. 血液透析治疗时血泵血流量是怎么设定的？

答：进入血液透析初期血泵血流量的设定一般为体重的 4～5 倍。规律透析期，排除心脏有基础病变时，没有严格的规范要求。欧美倾向于高流量，即逐渐将血流量调到患者可耐受的最大流量。日本作为全球透析质量最高的国家，血流量设定倾向于低血流量和多样个体化的透析方式。总之，应以能够达到透析充分为目标。

动静脉内瘘
→ 通过手术使静脉与动脉吻合
→ 动脉化的静脉血流加快

透析中血泵控制血流量
→ 150～350 ml/min，需要考虑高血流量对心血管功能耐受的问题
→ 提高血泵设定的治疗血流量可以提高透析效率

流量过高的心力衰竭状态 ——上臂内瘘
→ 动脉口径大、血流量大、压力大

改善心力衰竭——通过手术
→ 结扎内瘘
→ 缩窄口减少动静脉内血流量

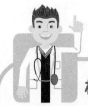

椒盐普通话总结一哈儿：

内瘘流量和设定血流量，你是不是傻傻分不清？前者是患者内瘘自身的流量，可以通过超声检查进行测定。后者是透析时透析机血泵的血流量。内瘘流量大了发生心力衰竭，小了透析时泵速打不上来，影响透析质量。透析时设定血流量也是如此，设定过大可能诱发心房颤动或心绞痛，过小又容易凝血或出现透析不充分，凡事合适就好。内瘘流量低了我们有介入技术可以扩张血管，高了可以结扎或者把口口缩小，一定要定期监测。透析时血流量就个体化设置了，听医生和护士的。

（马春妍）

第四节　尿素清除指数，你达标了吗？

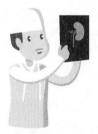

随着血液透析技术的不断提高，尿毒症患者长期生存成为可能。为了提高维持性血液透析患者的生存质量，必须做到透析充分。如何判断透析充分与否？在 20 世纪 60 至 70 年代，判断血液透析充分性全凭临床经验，即若透析能够保证患者体内毒素的有效清除和水、电解质平衡，并减少长期并发症，可判断为透析充分。但在临床实践中很快发现这一观念存在较大局限性，逐渐用尿素清除指数（Kt/V）来量化透析剂量，制定透析治疗方案。2015年由中国医师协会肾脏病医师分会起草、发布的《中国血液透析充分性临床实践指南》，2020 年由陈香美主编的《血液净化标准操作规程》对 Kt/V 不达标的对策进行了说明。

血液透析充分性

血液透析充分性是指将透析相关并发症的发病率和死亡率降至最低水平所给予的透析量，称为最理想透析或广义透析充分性。即患者通过透析治疗达到并维持较好的临床状态，包括血压和血容量状态、营养、心功能、贫血、食欲、体力、电解质和酸碱平衡、生存质量等。狭义透析充分性是指建立一个反映尿毒症毒素的清除率的量化指标和最低目标值，低于此目标值患者死亡率会增加，超过此目标值患者也不会进一步降低死亡率。目前临床上常以小分子溶质尿素为代表，即 Kt/V。但是该指标无法反映其他尿毒症毒素特别是中分子毒素以及许多临床变量对预后的影响，$β_2$ 微球蛋白清除率可以反映中分子的清除情况，临床也有较多应用。

Kt/V 是指在一定透析时间内透析器对尿素的清除量与体积的比值。顾名思义，它与透析器对尿素氮的清除率（K）、患者的单次透析时间（t）和患者自身的尿素在体内的分布容积（V）有关。目前认为 Kt/V 应为 1.2～1.4，此时表示患者透析充分。即最低要求 $Kt/V \geqslant 1.2$，目标是 $Kt/V > 1.4$。

单室尿素清除指数（spKt/V）的测量方法

spKt/V 的测定方法：采集透析前、透析后患者血液样本，获得尿素氮数据，然后根据治疗时间、尿素分布容积以及超滤量来计算 Kt/V 的方法。常用为 Daugirdas 单室模型公式：$Kt/V = -\ln(R - 0.008t) + (4 - 3.5R) \times ABW/BW$，$R$ 为透析后尿素氮/透析前尿素氮，t 为治疗时间，ABW 为超滤量，BW 为透析后体重。

透析前后抽血查血尿素氮：血液采样部位及采样时间可影响 Kt/V 和尿素下降率（URR）的测定结果，导致血液透析充分性评估出现误差。因此，强调规范采集血液样本的重要性。推荐血液采样方法：透析前血样从血管通路的动脉端采集，透析后血样采集首先停止超滤，降低血流为 50 ml/min，等待 15 秒后从动脉端采血作为透析后血样。采样时避免样本受到生理盐水、抗凝剂等的稀释。

透析患者还可以关注自助计算公式，录入检验结果数据进行相关充分性的计算。

近年来，出现了许多不同技术原理及设备在线检测 *Kt/V* 的方法，这些方法都可在透析治疗结束前检测 *Kt/V*，弥补了手工采血检测的不便和不足。

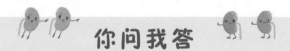

你 问 我 答

1. *Kt/V* 的测定频率是多少？

答：至少每 3 个月 1 次，出现以下情况应增加测定次数。①患者对血液透析治疗顺应性差（迟到、早退或不来透析）。②透析中不断出现问题（如血流量不足或低血压等）提前中断而原血液透析剂量未改变。③透析方案未变时，尿素动力学模型的结果出现较大变化。④调整了血液透析方案。

2. 血液透析充分性的标准

答：透析患者透析后的身体状态及实验室指标应达到以下要求。①患者自我感觉良好。②适当的肌肉组织［肌酐产生率至少为 125 mol/(kg·d)］。③血压得到良好控制（低于 160/90 mmHg）。④没有明显的液体负荷（超滤量 < 3% 体重）。⑤轻微酸中毒（血 $HCO_3^- \geqslant 22$ mmol/L）。⑥血清白蛋白 ≥ 40 g/L。⑦血红蛋白 > 110 g/L，但 < 130 g/L。⑧轻微肾性骨病。⑨周围神经传导速度和脑电图正常。⑩*Kt/V* ≥ 1.2，URR ≥ 65%，标准蛋白分解率（nPCR）> 1.0g/(kg·d)。

3. 出现血液透析不充分如何检查？

答：当实际透析剂量降到最低剂量（*Kt/V* = 1.2 或 URR = 65%）以下时，应立即开始全面调查实际剂量降低的原因。调查原

因时应注意实际 Kt/V 有 4 个主要的影响因素。它们是透析器清除率、治疗时间、透析血流量和透析液流速。一旦出现严重的透析剂量下降（低于设定值 20% 以上），应开始寻找原因。当实际透析剂量远远大于设定剂量时也应寻找原因。但是不应急于减少血液透析剂量，因为可能存在对透析剂量过高估计的潜在危险。

4. 如何提高血液透析的充分性？

答：常规透析血流量一般为 200～300 ml/min，血流量 >300 ml/min 可以提高溶质清除率。血流量从 200 ml/min 升至 300 ml/min 可增加溶质清除率 15% 以上，并可减少抗凝剂总量，降低出血并发症的发生。常规透析液流速 500 ml/min，提高透析液流速（600～1 000 ml/min）可增加透析器膜内外溶质浓度梯度，促进血液循环中毒素转运，提高透析充分性。

Kt/V 的意义

→ 可以反映血液透析充分性
→ 提高维持性血液透析患者的生存质量，必须做到透析充分

医务人员检测指导

→ 影响 Kt/V 和 URR 的测定结果，导致血液透析充分性评估出现误差
→ 强调规范采集血液样本的重要性
→ 血液采样部位
→ 采样时间

透析充分的临床状态

→ 透析充分可维持较好的临床状态，包括血压和血容量状态、营养、心功能、贫血、食欲、体力、电解质和酸碱平衡、生存质量等

影响透析充分性的因素

→ 透析器清除率
→ 治疗时间
→ 透析血流量
→ 透析液流速

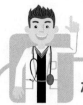

椒盐普通话总结一哈儿：

　　透析充分了，状态真的不一样。吃得香，睡得好，不能说身体棒棒，但也是可以延缓长期并发症的进展，提高生存质量，干力所能及的工作。不像别个说的只能学林黛玉，柔柔弱弱，在家躺起混吃等死。透析前后抽血查肾功能，用公式一算，最低要求 $Kt/V \geq 1.2$，目标是 $Kt/V > 1.4$。如果不达标嘛，找医生想办法啰，是不是感觉自己很能干！

（马春妍）

第三章

血管通路

第一节　通路的自我管理，必须掌握的技能

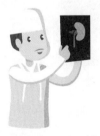

血管通路是尿毒症患者重要的生命线。有效的血管通路是透析质量的保证。正确、良好的日常护理是动静脉内瘘能够长期使用的一个很重要的环节，需要护理人员、患者及家属共同细心地呵护血管通路。患者应了解血管通路对其生命的重要性，使患者在主观上重视并积极配合，让患者学会自我管理非常重要，可以防止并发症的产生。

透析血管通路分为中心静脉导管、自体动静脉内瘘和移植物血管内瘘。自体动静脉内瘘是血液透析患者血管通路的首选，在日常维护内瘘中，内瘘侧手臂避免衣袖过紧、不戴手表饰物，不在内瘘侧输液、采血、测血压或悬挂重物，内瘘部位可戴护腕保护内瘘避免碰撞，睡觉时不宜将内瘘侧手臂放在头下以防受压导致瘘管闭

塞；保持内瘘侧肢体清洁，透析后不宜清洗穿刺部位，以免感染。避免抓挠内瘘侧肢体皮肤，如果内瘘局部出现红、肿、热、痛（感染表现）应立即就医；适当锻炼内瘘功能，避免血流减慢或血栓形成，如发生淤血、肿胀时，推荐局部涂搽喜疗妥，并按摩以促进血肿消退；穿刺或止血时发生的血肿，在透析后 24 小时内用冰袋冷敷，24 小时后再进行热敷；经常用手触摸内瘘的吻合口及瘘体，扪及震颤和听到杂音则为正常。

中心静脉导管的操作简便，患者无皮肤穿刺的痛苦、活动方便，插管后可立即使用，并能提供稳定血流量，但长期使用也存在中心静脉狭窄和血栓形成等并发症。患者需养成良好的个人卫生习惯，保持局部干燥、清洁；局部一旦出现红、肿、热、痛等现象应立即就诊以防感染扩散；除股静脉留置导管不宜过多起床活动外其余活动均不受限制，但也不宜剧烈运动，以防留置导管滑脱，一旦滑脱，应压迫止血，并立即到医院就诊。血液透析患者的深静脉留置导管一般情况不宜另做他用，如抽血、输液等，淋浴时可采用伤口贴膜，或者导管接头采用塑料袋包扎，防止水分渗入导管接头，淋浴后及时更换伤口敷料。

移植物血管内瘘对于自体动静脉血管条件差，无法行自体动静脉内瘘者，是最好的选择。患者及家属加强自我管理，才能保证血管通路长期通畅率及使用率，从而避免反复插管的并发症，达到节省四肢血管资源的目的。

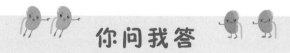

你问我答

1. 怎样自我判断内瘘是否通畅？

答：经常用非手术侧手触摸吻合口及瘘体。如扪及震颤、闻及杂音说明通畅；或用听诊器听诊，可听到双期、低调、连续血管杂音说明通畅。动静脉内瘘检查必须每天进行3~4次，这样才能早期发现问题。如果震颤和杂音消失，瘘管处有触痛或疼痛，应及时去医院就诊，排除血管狭窄和血栓形成。

2. 导管/内瘘感染是什么表现呢？

答：静脉导管或动静脉内瘘皮肤出现红、肿、热、痛、渗液，应立即到医院就诊，以防感染扩散。如果出现全身发热、寒战等症状，谨防导管相关的血源性感染，或内瘘钝针相关的皮肤感染诱发的败血症，需要及时就医，及时治疗。

3. 内瘘穿刺血肿怎么处理呢？

答：如果穿刺处发生血肿，立即压迫穿刺血肿处，或者做彩超进一步确定有无异常动静脉内瘘形成。内瘘血管处如出现淤斑和硬结，可以用土豆片或喜疗妥涂搽或按摩皮肤，每天2次，每次至少15分钟。

4. 应该怎样保护内瘘？

答：①保持内瘘侧手臂的皮肤清洁，每次透析前用肥皂水将内瘘侧手臂彻底清洗干净。②透析结束当天穿刺部位避免接触到水，用创口贴或无菌敷料覆盖12小时以上，以防感染。③内瘘侧手臂不能受压，衣袖要宽松，不能佩戴过紧饰物；夜间睡觉不要将内瘘侧手臂垫于枕后，尽量避免侧卧于造瘘手臂侧；内瘘侧手臂避免提重物。④内瘘侧手臂不能测血压、输液、静脉注射、抽血等。⑤适当活动内瘘侧手臂，可手握橡皮健身球进行锻炼。⑥避免内瘘侧手臂外伤，最好经常佩戴护腕，以免外伤后引起大出血。但护腕松紧应适度，不能过紧压迫动静脉内瘘导致内瘘闭塞，有动脉瘤的患者应采用弹性绷带加以保护，避免动脉瘤继续扩张及意外破裂。

5. 怎样保护中心静脉导管？

答：①血液透析患者的中心静脉导管一般不宜做他用，如抽血、输液、输血等。②留置有中心静脉导管者活动不受限制，但也不宜剧烈活动，以防导管滑脱。患者应尽量穿对襟上衣，以免脱衣服时将留置导管拔出。一旦滑脱，应压迫止血并立即就诊。③留置导管的患者应做好个人卫生，保持局部干燥、清洁。④中心静脉导管置管后给患者的生活造成不便，尤其是洗澡。洗澡可能打湿敷料，污染皮肤置管处，造成全身感染。因此，患者洗澡时应密封置管处，严禁打湿置管处敷料，如果置管处敷料打湿应到附近医疗诊所由医护人员用无菌换药法进行伤口换药，保证伤口的无菌。

透析血管通路的分类
→ 中心静脉导管
→ 自体动静脉内瘘
→ 移植物血管内瘘

血管通路感染症状
→ 静脉导管或动静脉内瘘侧出现红、肿、热、痛、渗液

内瘘主要注意事项
→ 避免压迫导管内瘘侧肢体、避免提重物、随时触摸内瘘震颤搏动情况

导管主要注意事项
→ 避免剧烈运动导致导管滑脱，保持敷料清洁干燥，预防感染

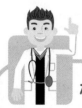

椒盐普通话总结一哈儿：

不管是手上的内瘘还是脖子上插根管管儿，都是透析患者最重要的生命线，不好好个儿自我保护那是要命的！经常触摸内瘘有无震颤和听内瘘有无杂音，注意内瘘/导管处皮肤局部的清洁干燥，避免感染和提重物，造瘘侧手臂保暖，每天锻炼造瘘侧手臂等，这些都是自我管理、自我血管通路保护的小窍门。血管通路保养很重要，且用且珍惜。

（樊丹丹、何茂芯）

第二节　内瘘，长期血管通路的首选

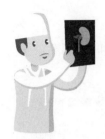

　　稳定良好的血管通路是终末期肾脏病患者维持性血液透析的必备条件。目前临床常用的血液透析血管通路类型包括自体动静脉内瘘（AVF）、移植物动静脉内瘘（AVG）和透析用中心静脉导管。自体动静脉内瘘为目前血液透析患者首选的透析通路。移植物动静脉内瘘的成熟时间短，一般2~4周穿刺，即穿型的移植物动静脉内瘘术后第二天就可以使用，且易于穿刺，但其维护成本高；与自体动静脉内瘘相比，更易发生感染、血栓、动脉窃血综合征等并发症，适用于自体静脉存在问题而无法建立自体动静脉内瘘者，血管通路类型与血液透析患者的预后等密切相关。然而，中心静脉置管血液透析患者具有较高的死亡率，尤其涉及导管相关性感染者。因此，绝大部分血液透析患者更倾向于采用自体动静脉内瘘和移植物动静脉内瘘。而选用自体动静脉内瘘还是移植物动静脉内瘘则主要取决于患者局部血管的条件，但自体动静脉内瘘仍旧是最佳的选择。

　　造瘘的时机：慢性肾衰竭的患者，在建立自体动静脉内瘘之前，应当根据肾脏病专家的意见，制定终末期肾脏病患者最合适的治疗方案，包括血液透析、腹膜透析、肾移植等。一个新自体动静脉内瘘的成熟时间一般需要4~6周，最好等2~3个月再开始使用。对于已确定造瘘的患者，根据预期透析开始的时间提前造瘘（如肾小球滤过率低于15%），可以有足够的时间保证内瘘成熟。即使手术失败，也有时间建立新的血管通路。这样可以避免中心静脉插管的使用。长期使用自体动静脉内瘘的患者可将内瘘侧衣袖做拉链式开口，血液透析时使用更方便，避免衣袖过紧压迫内瘘。

你问我答

1. 自体动静脉内瘘的优点与缺点？

答：自体动静脉内瘘的优点是使用寿命长、并发症相对少、易于维护和保养，是最常选用的血管通路。缺点是成熟时间相对较长。

2. 什么时候是自体动静脉内瘘的穿刺时机？

答：自体动静脉内瘘成形术后 4～6 周成熟，建议等 2～3 个月开始穿刺使用。特殊情况也要至少 1 个月的内瘘成熟期，之后才开始穿刺。如果采用套管针穿刺，可提前到术后 3 周。但适当延缓穿刺时间将有助于延长内瘘的使用寿命。

3. 自体动静脉内瘘的并发症有哪些？

答：血管狭窄、血栓、感染、内瘘动脉瘤、假性动脉瘤、心力衰竭、静脉高压综合征、透析通路相关性缺血综合征（DAIIS）。

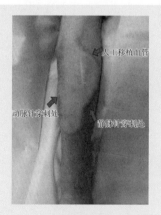

人工移植血管

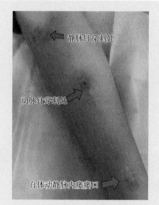

自体动静脉内瘘

人工移植物血管及自体动静脉内瘘

造瘘的时机

→ 慢性肾衰竭的患者，在肾小球滤过率低于 15% 的时候预先造瘘，有时间让内瘘充分成熟

自体动静脉内瘘优缺点

→ 优点是使用寿命长、并发症相对少、易于维护和保养；缺点是成熟时间相对较长

自体动静脉内瘘的并发症

→ 血管狭窄、血栓、感染、内瘘动脉瘤、假性动脉瘤、心力衰竭、静脉高压综合征、透析通路相关性缺血综合征

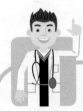

椒盐普通话总结一哈儿：

相比几种血管通路类型，自体动静脉内瘘的江湖老大地位一直未被撼动，是目前血液透析患者首选的长期血管通路。其优点突出：感染率低、并发症少、使用寿命长、易于维护和保养，还方便洗澡。长期使用的并发症也要留意哦！如血管狭窄、血栓、感染、内瘘动脉瘤、假性动脉瘤、心力衰竭、静脉高压综合征、透析通路相关性缺血综合征。慢性肾衰竭的患者，在肾小球滤过率低于 15% 的时候预先造瘘，有时间让内瘘充分成熟，避免了临时或长期导管插管对血管的损伤，好处多多。

（樊丹丹、何茂芯）

第三节　cuff 导管，过渡还是永久？

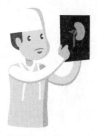

血管通路是维持性血液透析患者的"生命线"，目前尚无绝对理想的血管通路类型，根据有关指南的建议，长期性血管通路应该首选自体动静脉内瘘（AVF）。如果自体动静脉内瘘无法建立时，其次应为移植物动静脉内瘘（AVG），最后选择的是 cuff 导管［带隧道和涤纶套透析导管（TCC）］。

AVF 有着血栓形成率低、感染率低等特点，是目前血管通路的首选，但是随着血液透析患者生存时间的逐渐延长，老年、糖尿病、高血压、肥胖以及血管条件差的透析患者明显增多。这些患者因自身血管条件差导致 AVF 无法建立或不能长久使用，或因心功能不全而无法耐受内瘘，需要尝试其他的血管通路。而 AVG 容易形成血栓，使用寿命较短，且价格昂贵，限制了它的广泛应用。近年来，cuff 导管为这部分患者解决了难题，它广泛应用于临床，保证了透析的充分性。对此类患者使用 cuff 导管可作为维持性血液透析的永久性血管通路。美国有 25% 的患者使用 cuff 导管作为长期血液透析通路。但是 cuff 导管可能会出现导管感染、血栓、中心静脉狭窄、导管功能不良的并发症。

cuff 导管的适应证：预期需要 4 周以上血液净化治疗的患者；不适宜自体动静脉内瘘及移植物动静脉内瘘建立，或手术失败患者；预期生命有限的血液透析患者。

cuff 导管的禁忌证：手术置管部位的皮肤或软组织存在破损、感染、血肿、肿瘤；患者不能配合，不能平卧；患者合并难以纠正的严重出血倾向；存在颈内静脉解剖变异或严重狭窄。

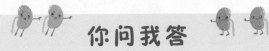

你问我答

1. cuff 导管可使用多久？

答：cuff 导管在受到保护，不被感染等情况下使用时间可为数月至数年。

2. 哪些情况下可安置 cuff 导管呢？

答：适用于因各种原因无法建立 AVF 或 AVG，或无法安全顺利穿刺的维持性血液透析患者。①因各种原因引起四肢血管耗竭而无法制作 AVF 或 AVG。②严重心力衰竭无法耐受 AVF 或 AVG。③因严重四肢挛缩不便于穿刺。④无法耐受穿刺疼痛（包括儿童）。⑤患者伴有无意识的身体活动，避免穿刺时发生危险和透析中拔针事故。⑥作为较长时间的临时通路过渡：患者因血管条件不良，预计内瘘成熟所需时间较长，腹膜透析患者因严重腹膜炎需血液透析治疗过渡。⑦预计维持性血液透析疗程有限的晚期肿瘤或高龄患者。

3. cuff 导管有什么优点呢？

答：相对于动静脉内瘘，其有可以直接使用、无动静脉分流、无穿刺痛苦等优点；而较无涤纶套的透析导管，其有感染并发症较少、导管存留时间延长等优势。

cuff 导管优点	cuff 导管适应人群
→ 可直接使用、无动静脉分流、无穿刺痛苦、感染并发症较少等	→ 老年、糖尿病、高血压、肥胖以及血管条件差，内瘘难以建立者

cuff 导管使用时间	cuff 导管并发症
→ 使用时间可为数月至数年	→ 感染、中心静脉狭窄、血栓、导管功能不良等

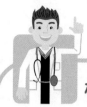

椒盐普通话总结一哈儿：

不想隔三岔五打针嘞，怕痛嘞，造不起内瘘嘞，预定了亲属肾移植嘞，不要怕，带隧道和涤纶套透析导管，也就是大家说的 cuff 导管来帮忙！老年、糖尿病、高血压、肥胖以及血管条件差的透析患者，带隧道和涤纶套透析导管也是一个没得办法了的选择哦。它有可以直接使用、无动静脉分流、无穿刺痛苦等优点，但是也会有中心静脉狭窄和血栓的并发症，患者要想好哦。

（樊丹丹、何茂芯）

第四节　人工血管，小血管的大流量

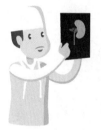

自体动静脉内瘘是透析患者最理想的血管通路，但对于自体动静脉条件差，无法行自体动静脉内瘘者，移植物动静脉内瘘是最好的选择。移植物动静脉内瘘，具有提供的穿刺面积大、穿刺容易、成熟时间短、穿刺部位多、可供选择的移植物种类多、手术容易、出现问题后外科处理较容易等优点。移植物动静脉内瘘移植血管材料包括自体血管、同种异体血管、异种血管、人工血管，目前运用最为广泛的人工血管是聚四氟乙烯（PTFE）移植血管，最初是用于动脉重建的连接物。后将 PTFE 移植血管连接于上肢动脉和静脉之间，建立起一种血液透析所需的长期血管通路。PTFE 移植血管的优点是建立瘘管后 4～6 周就可以使用（但至少需要 14 天保证伤口愈合及移植血管与周围组织粘连），但是，PTFE

移植血管与静脉吻合部位容易发生血栓或狭窄，平均使用期限个体差异性大。有些患者2～3年就可能需要处理血管狭窄和血栓形成等并发症，加之价格较贵，是限制其大量使用的最主要因素。

移植物动静脉内瘘的适应证：由于反复制作内瘘使上肢动静脉血管耗竭，由于糖尿病、周围血管病、银屑病等使上肢自身血管严重破坏，原有内瘘血管瘤或狭窄切除后需用移植血管搭桥。可能会出现的并发症：血管狭窄、血栓、感染、假性动脉瘤、透析通路相关性缺血综合征、血清性水肿、高输出量心力衰竭。

为了提高移植物动静脉内瘘使用寿命，应定期进行：①通路内流量的监测。移植物动静脉内瘘内血流速小于600 ml/min者比大于600 ml/min者发生血栓的机会增加，应当进行通路造影。血栓可发生在6个月内，甚至时间更短。如果通路血流量小于1 000 ml/min，并且每4个月下降25%，应当进行通路造影。②仪器监测：HD02、彩色多普勒超声、磁共振血管检查等。③通路再循环（大于10%提示狭窄）和Kt/V的测定。

你问我答

1. 移植物动静脉内瘘手术后多久可以使用呢？

答：移植物动静脉内瘘血管从制作到使用的等待时间比自体动静脉内瘘短。通常在移植物动静脉内瘘成形术后4～6周及局部水肿消退后，并可触及血管走行，才能进行穿刺；对于即穿型，可在术后次日即可进行穿刺。

2. 怎样评估移植物动静脉内瘘功能呢？

答：移植物动静脉内瘘低流量可能导致功能丧失。评估移植物动静脉内瘘功能可进行以下检查。①物理检查：建议每次透析时均进行检查，包括视诊、触诊、听诊，如内瘘杂音及震颤强弱与性质、有无感染、肢体水肿情况、有无瘤样扩张或动脉瘤、有无胸壁静脉曲张、拔针后压迫时间是否延长等，以及搏动增强试验、举臂试验等。②通路血流量监测；建议每月监测 1 次。③非尿素稀释法测定再循环；建议每 3 个月 1 次。④直接或间接的静态静脉压检测；建议每 3 个月 1 次。⑤基于超声稀释法的血液透析监测仪也可通过流量和再循环的测定，早期提示人工血管的功能障碍。

3. 移植物动静脉内瘘的流量是多少？

答：在血液透析过程中，血流量 < 200 ml/min，且调整穿刺针位置后不能纠正；维持 200 ml/min 血流量时，监测动脉压力小于 -1.596 kPa 连续 2 次以上，或监测静脉压力 > 1.596 kPa。在动脉段、移植物中部及静脉段触及明显的震颤提示血流量 > 450 ml/min。震颤及搏动的减弱说明流量减少。杂音增强说明存在狭窄。增加的泵前负压力提示动脉流入的狭窄。当移植物动静脉内瘘自然血流量 < 600 ml/min 时可进行早期干预；移植物动静脉内瘘静脉端静态压力比（与平均动脉压之比） > 0.5、移植物动静脉内瘘的动脉端静态压力比 > 0.75 时，要及时采取干预措施。

4. 怎样监测移植物动静脉内瘘流量呢？

答：彩超直接看到移植物动静脉内瘘血管狭窄和血栓形成。有经验的彩超医生可以测量移植物动静脉内瘘流量和速度变化，以提示狭窄处血流动力学压力。可在透析单位进行床旁彩超检查。专门的医院实验室、诊所或彩超室的彩超机探头精度更高。在移植物动静脉内瘘中利用流量监测，对早期发现血流动力学的显著狭窄具有 87% ~ 100% 的预测率。然而，预防性干预未能显示血栓形成减少和移植物动静脉内瘘存活时间延长的获益。HD02 血液透析监测系统可能对降低血栓形成发生有益。通过物理检查可以发现内瘘血管有无肿胀、感染、出血、动脉瘤或吻合口狭窄等。检查方法包括对内瘘的视诊、触诊等。建议每周对血管通路进行物理检查。

术后使用时间

→ 人造血管一般术后 2～4 周及血清性水肿消退后开始穿刺使用。即穿型人工血管，术后次日即可穿刺使用

移植物动静脉内瘘的主要适应人群

→ 自体动静脉血管条件差，无法行自体动静脉造瘘者，由于糖尿病、周围血管病、银屑病等使上肢自身血管严重破坏者

并发症

→ 感染、狭窄及血栓形成、假性动脉瘤、血清性水肿、透析通路相关性缺血综合征、心力衰竭

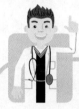

椒盐普通话总结一哈儿：

自身血管质量不好，不要焦，还有人工血管来帮忙，PTFE 材质的人工血管，术后 2～4 周即可使用，即穿型术后次日就可以用，短期看是不是很方便。但人工血管内瘘容易形成血栓和血管狭窄，使用寿命较短，经常需要修补补。其价格昂贵，限制了它的广泛应用。一旦建立起人工血管的血管通路，建议每 1～3 个月对血管通路进行检查。检查方法除了视诊和触诊外，彩超可以直接看到有无血栓和血管狭窄。基于超声稀释法的血液透析监测仪也可通过流量和再循环的测定，早期提示人工血管的功能障碍。

（樊丹丹、何茂芯）

第五节　临时导管，紧急透析之需

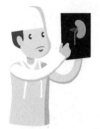

　　临时导管即无隧道无涤纶套透析导管（NCC）。理想的血管通路，应该是使用安全、建立快速、可靠并且手术容易实施。公认的血液透析首选、最佳的血管通路是自体动静脉内瘘，该法具有血流量充足、感染率及血栓形成率低的优点，根据患者预期透析时间，提前进行动静脉内瘘术，但是内瘘成熟至少需要4周的时间，而对于内瘘未成熟期间或内瘘失功、急性肾功能不全、急性药物中毒、肾移植或腹膜透析前患者这段时间的过渡，需要使用临时置管进行血液透析以治疗或缓解病情，NCC通路常常是多数患者的第一条血管通路。

　　无隧道无涤纶套中心静脉导管是实施各种血液净化治疗的临时血管通路，包括单腔、双腔和三腔导管，目前双腔导管最常用。导管置入的部位主要包括颈内静脉、股静脉和锁骨下静脉，但因锁骨下静脉穿刺的血栓、狭窄发生率高，不作为常规选择。由于无隧道无涤纶套中心静脉导管并发症较多，易感染，故仅作为过渡时期临时使用。颈内静脉NCC原则上使用不得超过4周，如果预计需要留置4周以上，则应当采用带隧道和涤纶套的透析导管（也就是半永久性cuff导管）。由于股静脉导管安置部位一般在大腿根部，距离会阴部近，排泄物等原因易造成感染，活动、如厕姿势影响管路使用造成功能不良，股静脉NCC原则上使用不超过1周，长期卧床患者可以视情况酌情延长至4周。

你问我答

1. 哪些情况下适合选用无隧道无涤纶套透析导管？

答：（1）急性肾损伤。急性肾损伤患者通常需要留置临时性血管通路。如果患者仅需要几次血液透析的话，那么可采用股静脉留置导管，否则最好采用颈内静脉留置导管。临时性留置导管并发症发生率明显减少。

（2）初次透析的慢性尿毒症患者无瘘管，长期透析患者瘘管失功。当维持性血液透析患者内瘘新制作等待成熟或者透析过程中不能从其动静脉吻合内瘘获得充足的血流量时，需要建立临时血管通路，这是临床上最常见的原因。

（3）原留置导管感染。如需拔出感染的原留置血液透析导管，要在非感染部位建立临时深静脉置管。

（4）中毒抢救。在一些服用过大剂量药物或毒物的中毒者，需要血液透析或血液灌流清除毒物或药物时，这类患者通常需要留置临时静脉插管，不需要行胸部 X 线检查就可以立即开始血液透析治疗。

（5）血浆置换。吉兰—巴雷综合征、重症肌无力、肺出血—肾炎（Goodpasture）综合征、血栓性血小板减少性紫癜和系统性红斑狼疮等患者需要清除自身抗体，接受血浆置换治疗时，通常需要建立临时血管通路。需要注意的是，由于这种治疗需要静脉回路，故通常采用双腔留置导管。

（6）腹膜透析患者由于腹部外科情况，漏液、感染或疝气而必须停止腹膜透析时，也可能需要临时性血液透析而留置临时导管。

2. 无隧道无涤纶套透析导管应用禁忌证有哪些？

答：（1）绝对禁忌证。①穿刺部位存在破损、感染、血肿、肿瘤等。②拟插管的血管有明确新鲜血栓形成或明显狭窄。

（2）相对禁忌证。①在预定插管的血管有血栓形成史、外伤史或外科手术史。②安装有起搏器。

3. 无隧道无涤纶套透析导管应用有哪些注意事项？

答：根据患者实际情况及动静脉内瘘成熟情况适当调整导管保留时长，但不应过分依赖临时导管长时间透析治疗，这样会增加临时置管并发症发生的机会。尽量避免不必要的导管暴露，包括采血、注射、肠外营养等。注意保持皮肤出口处敷料的清洁和干燥，注意避免感染。

无隧道无涤纶套透析导管适应证

→ 急性肾损伤、无瘘管、长期透析患者瘘管失功、原留置导管感染、中毒抢救、血浆置换等

无隧道无涤纶套透析导管禁忌证

→ 广泛腔静脉系统血栓形成
→ 穿刺局部有感染
→ 凝血功能障碍
→ 患者不配合

无隧道无涤纶套透析导管注意事项

→ 尽量避免不必要的导管暴露，包括采血、注射、肠外营养等，注意避免感染，等等

无隧道无涤纶套透析导管使用时间

→ 根据患者实际情况及动静脉内瘘成熟情况适当调整导管保留时长，但不应过分依赖无隧道无涤纶套透析导管长时间透析治疗

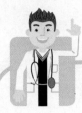

椒盐普通话总结一哈儿：

无隧道无涤纶套透析导管，就是俗称的临时导管，从字面上看，就是让临时使用的，时间用久了，可能会继发导管感染或血管的血栓和狭窄，所以只是在突发的中毒抢救、无瘘管、内瘘失功、急性肾衰竭、血浆置换这些情况下需要临时透析或过渡时选用。位置可以在脖子上（颈内静脉导管），也可以在大腿根部（股静脉导管）。临时导管使用期间注意防止感染，避免导管脱出。股静脉导管患者尽量减少走动，避免深蹲等动作导致导管折叠。

（樊丹丹、何茂芯）

第四章

血液透析患者的定期检查，请持之以恒

第一节　常规检查的必要性，抽血不是那么随便的

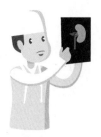
慢性肾功能不全患者因代谢紊乱及肾功能丧失，可发生多种生化异常并导致相应的并发症。通过定期或临时性的生化检查，可以了解血液透析的充分性，以便医生能够及早发现治疗过程中出现的问题，并及时地调整治疗方案，这也是治疗某些疾病的客观证据。常规监测指标及其检验频率如下：

血常规：建议每月检查 1 次。各类肾脏疾病促红细胞生成素（EPO）相对或者绝对不足导致了肾性贫血，以及尿毒症患者血浆中的一些毒性物质通过干扰红细胞的生成和代谢而导致贫血，定期检查血常规，有利于了解患者的贫血状况，及时调整促红细胞生成素、铁剂等剂量。血红蛋白建议控制范围：100 ~ 120 g/L，不超过 130 g/L。

铁指标：建议每 3 个月检查 1 次。铁是合成血红蛋白的基本原料，铁缺乏是导致红细胞生成刺激剂（ESAs）治疗反应差的主要原因。一旦发现血清铁蛋白低于 200 ng/ml 或转铁蛋白饱和度低于 20%，则需要补充铁剂。血液透析患者，建议血红蛋白 <100 g/L 时则开始 ESAs 治疗，以维持血红蛋白在 100～120 g/L。

肾功能、血电解质［包括血钾、血钙、血磷、HCO_3^- 或二氧化碳结合力（CO_2CP）等］：建议每月检查 1 次。血糖和血脂等代谢指标，建议有条件者每 1～3 个月检查 1 次。因肾功能不全导致毒素堆积、电解质紊乱，定期复查肾功能及血清电解质，有利于了解血液透析的充分性，掌握血钾、血钙、血磷及血清白蛋白情况，以便早期发现并采取相应的措施。建议血钙维持在 2.1～2.5 mmol/L，血磷维持在 0.87～1.45 mmol/L，Kt/V 维持在 1.2～1.4。

甲状旁腺激素（PTH）：建议每 3 个月检测 1 次，了解 PTH 的高低，可有效调节活性维生素 D 和拟钙剂的剂量，调整透析方案。

血清营养学指标：建议每 3 个月评估 1 次，包括血清白蛋白（建议大于 35 g/L）、前白蛋白、高敏 C 反应蛋白水平、nPCR 及营养相关的体格检查指标等。

传染病学指标（包括乙型肝炎、丙型肝炎、艾滋病和梅毒血清学指标）：因血液透析具有长期性和侵入性的特点，加上透析患者基础疾病及营养不良、免疫功能受损等情况，增加了其罹患感染的风险。国内《医疗机构血液透析室管理规范》和《血液净化标准操作规程》（2020 版），明确要求开始透析不满 6 个月的患者，应每 1～3 个月检测 1 次，以后每半年复查 1 次。乙型肝炎、丙型肝炎和梅毒患者还应定期测定乙型肝炎病毒 DNA、丙型肝炎病毒 RNA 载量和梅毒甲苯胺红不加热血清学试验（TRUST）滴度。

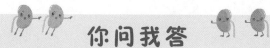

你问我答

1. 抽血前注意哪些事项？

答：血糖和血脂等指标受进食的影响。进食后食物分解成小分子进入血液，所以最好前一晚 8 点以后不再进食。高血压、糖尿病、心脏病患者应照常服药，以免引起心脑血管意外，抽血当天穿着宽松，带好检查化验单。

2. 定期检查的项目有哪些？

答：一个月一小查，包括生化、血常规等；三个月一大查，包括 PTH、铁三项、β_2 微球蛋白、前白蛋白、营养及炎性指标、尿素清除指标（Kt/V）和尿素下降率（URR）；传染病学指标在开始透析 6 个月内应每 1～3 个月查 1 次，维持性透析大于 6 个月的，应每 6 个月复查 1 次。

3. 血液透析患者为什么要定期抽血检查？

答：由于透析患者有肾功能不全和代谢障碍，会导致水、电解质和酸碱平衡紊乱等并发症，通过定期的生化检查，可以了解患者的各项指标，为调整治疗方案提供客观证据，有利于制定个体化的健康教育方案。

4. 定期抽几管血会加重贫血吗？

答：一说到抽血，有些肾病患者就不乐意了，有时一抽就是好几管，本来就有肾性贫血，这得吃多少鸡蛋才能补回来呀？正常情况下，80% 的血液在心脏和血管内循环运行，还有 20% 的血量储存在肝脏和脾脏里，以备不时之需，在人失血的时候，这些血就会补充到心脏和血管里。一般单个项目取 1～2 ml 血液即可，多个项目的检测采血一般不超过 20 ml。成人一次失血在 500 ml 以下，即不超过血液总量的 10%，通过心血管系统的调节及储存血量的动员等机体的代偿作用，血量和血液的主要成分能很快恢复到正常水平。此外，抽血后还会刺激人体骨髓造血，以补充失去的红细胞，对身体还有一定的好处。所以大家不用担心，常规抽血检查不会影响健康，更不会导致贫血。

常规检查项目
→ 血常规、血电解质、肾功能、铁指标、PTH 等

检查的频率
→ 一月一小查，三月一大查，传染病学指标每 1~6 个月查 1 次

抽血检查的注意事项
→ 空腹、照常服药、穿着宽松、带好检查化验单

常规检查的必要性
→ 了解各项指标，为治疗提供依据

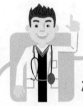

椒盐普通话总结一哈儿:

很多患者非常抗拒化验检查（主要是少量血液的采用和费用问题），其实，定期抽血检查真的很重要，千万不要两眼一抹黑地"透"，该做的检查一定要做哦，并且还要做好化验后的月度小结，这样医生才可以根据你的检查结果来给你治病，不然的话，闷到脑壳给你治病你怕不怕嘛。

（何茂芯）

第二节　输血前全套检查，血源传染病一网打尽

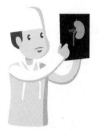

　　血液透析是终末期肾脏病患者最有效的替代治疗手段之一，可以有效地提高患者生存质量，延长生命周期。但因其具有长期性和侵入性的特点，加上透析患者存在基础疾病及营养不良、免疫功能受损，且透析时血液与外界接触，容易造成经血液传播的乙型肝炎、丙型肝炎、艾滋病、梅毒等传染性疾病的医院感染。国家规定，血液透析室应对所有初次透析的患者进行乙型肝炎、丙型肝炎、梅毒、艾滋病感染的相关检查，每半年复查 1 次。目前，输血全套检查已成为诊断乙型肝炎、丙型肝炎、艾滋病、梅毒感染者的首选方法，对预防乙型肝炎、丙型肝炎、艾滋病、梅毒感染者的传播、有效治疗、确保临床用血安全至关重要，并为患者分区分机治疗提供依据。

　　流行病学调查显示一般人群乙肝表面抗原阳性率为 9.8%，但阳性率在各地报道中存在差异，有的地区高达 12%，这可能与地区环境和调查人群有关。丙型肝炎病毒（HCV）易造成输血后肝炎，主要通过输血或其他非肠道途径（如血液透析针头等）传染，但仍存在不明确的传播途径。我国自然人群中抗 - HCV 阳性率为 0.7% ~ 3.1%，HCV RNA 阳性率为 0.28%，而由于抗 - HCV 感染的"窗口期"使阴性结果并不能完全排除 HCV 感染。有报道称抗 HCV 阴性血清可能存在 0.16% HCV RNA 阳性，开发高效价试剂盒及提高敏感特异度可提高患者病原体的检出率。艾滋病为严重危害生命的血液传播疾病，血液透析前进行抗艾滋病病毒抗体（抗 - HIV）检测十分重要。梅毒发病率近年有所升高，了解患者感染程度、及时进行梅毒治疗有重要的意义，但不同检测方式所得结果提

示意义有所不同，如用 TRUST 法测抗梅毒螺旋体抗体（抗 - TP），有报道称部分检测结果阳性的高龄患者无任何症状，不能排除是其他螺旋体感染或是检测中的交叉反应导致假阳性。定期复查乙型肝炎、丙型肝炎、艾滋病、梅毒对于患者至关重要。

你问我答

1. 感染性病毒会通过透析器的膜进入透析机吗？

答：不会，血液透析器使用的半透膜厚度为 $10\sim20$ μm，膜上的孔径约为 3 nm，因此，只允许相对分子质量为 1.5×10^4 u 以下的小分子和部分中分子通过。细菌、病毒、血细胞等大于 3.5×10^4 u 的大分子物质是不会通过透析器进入透析机的。

2. 透析过程中发生意外破膜会造成血源性感染吗？

答：从理论上讲，肝炎病毒、艾滋病病毒（HIV）等是不能通过透析膜污染透析机的，然而并不能排除透析器反复使用导致膜破孔而被污染。此外，透析器破膜后有可能不会报警，如果处理不当，很容易传染给其他患者。

3. 输血全套检查抽血需要空腹吗？

答：查输血全套不需要空腹，进食后抽血不会影响检查结果。

4. 输血全套检查频率？

答：①新入院透析患者即时检查。②长期透析患者每 6 个月 1 次。③阳性转阴性患者前 6 个月每月 1 次，后 6 个月每 3 个月 1 次。④新发患者的密切接触者即时检查。

HIV 传播途径

→性传播
→输血传播
→母婴传播

艾滋病治疗药物

→恩曲他滨
→富马酸替诺福韦二吡呋酯

治疗

→抗反转录病毒治疗是目前最有效的方法

关爱艾滋行动

→加强宣教
→减少歧视
→共同抗艾

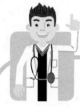

椒盐普通话总结一哈儿：

很多时候大家都有这样的疑惑，我又没得传染病，为啥子隔不了好久就又喊我查传染病了呢？那是因为感染 HCV、HIV 都有一个"窗口期"，并且大家都使用公用透析机，万一发生了破膜等，那不是大家都要被感染啊。所以不要为了节省那点儿钱，拒绝做传染病检查，同时，医务人员不要以为全是阴性患者就不得被感染，一定要做好标准预防，保护好自己。

（何茂芯）

第三节　其他辅助检查，另一个角度洞察你的身体

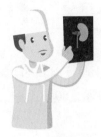

维持性血液透析的并发症是影响患者生存质量和存活率的重要因素，因此，早期诊断维持性血液透析患者的并发症的方法显得尤为重要。其他设备辅助检查是及时发现和诊断血液透析患者并发症的重要手段。

X 线检查

6 个月做 1 次 X 线检查可以发现某些骨病变、钙化和肺部病变。

骨密度检查

骨密度检查对骨病变的诊断比 X 线敏感，诊断率高。骨密度测定有助于协助诊断骨质疏松症。骨密度是最有效的骨折风险预测指标，骨折风险与骨密度呈几何级数关系，超声骨密度仪可用于筛查，双能 X 线骨密度仪可用于骨质疏松的诊断。骨扫描可发现异常的骨代谢。

B 超检查和彩超检查

B 超是一种无创技术，可以观察肾脏大小、结石、肿瘤、积水等重要信息，因此每年至少应做 1 次肝脏和肾脏 B 超检查，有助于早期发现肾囊肿或癌变。继发性甲状旁腺功能亢进患者也可以用彩超发现甲状旁腺的结节。彩超也有助于发现内瘘和外周血管的动脉粥样硬化斑块和血管狭窄/闭塞。

超声心动图检查

超声心动图是检查左心室肥厚、各瓣膜状况、心包积液、心功能状态较为敏感的指标，阳性率为 20% ～80%，可常规或需要时做该项检查。心脏射血分数小于 50% 需要积极寻找原因和治疗。

脑电图检查

发生透析失衡综合征时，可以引起脑电图的改变。透析治疗结束后，由于血尿素氮和血清肌酐的下降及生化、电解质的改变，脑电图也会发生改变。此外，铝中毒导致的透析性脑病也会使脑电图发生相应的改变。

心电图检查

心电图（ECG）是冠状动脉粥样硬化性心脏病（简称冠心病）诊断中最早、最常用和最基本的诊断方法。有资料显示，80%的尿毒症患者合并心血管并发症，90%以上的患者有心电图异常，血液透析易发生动脉粥样硬化及血管钙化，加剧心血管病变，进一步影响心功能，引起心肌缺血，也易引起尿毒症性心肌病而出现 ST-T 改变，通常每 3 个月检查 1 次，如有必要，临时急查。

肌电图检查

神经传导速度是诊断末梢神经炎和腕管综合征的敏感性指标。肌电图检查结果也可以用作判断透析充分性的敏感指标。

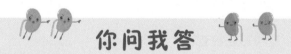

你问我答

1. **为什么要定期做其他辅助检查？**

答：血液透析常伴随着各种并发症，定期做一些心脑功能指标和骨骼检查，可以更好地指导临床治疗，提高透析充分性，使患者的透析质量和生存质量得到提高。

2. **肾脏的影像学检查还有那些？**

答：①腹部平片对于了解肾脏形态、大小、位置有一定的帮助，还可以发现泌尿系结石。②静脉肾盂造影可以分别了解双肾功能状态，了解是否造成泌尿系梗阻以及梗阻的程度，对于泌尿系结石有确诊的价值。③逆行性肾盂造影主要用于了解有无尿路梗阻。

④核素肾图可帮助了解肾小管、肾小球功能，以及肾血流量。⑤CT、MRI是最可靠的影像学诊断方法，对于伴有肾功能异常的患者可以做MRI检查，以了解有无尿路梗阻。⑥血管造影可以检查肾血管病变，适用于怀疑肾动脉、肾静脉栓塞的患者。

3. 肾功能的评估和肾损伤筛查的指标是什么？

答：主要基于血清肌酐计算的肾小球滤过率及随机尿蛋白检测。

4. 彩超检查能准确反映内瘘是否通畅，哪些情况建议做彩超？

答：①监测肱动脉的血流量，估计内瘘成熟时间。②在行贵要静脉和头静脉表浅化前。③由于动静脉内瘘导致"窃血综合征"或外周静脉肢体缺血，需要结扎分支血管甚至动静脉内瘘时。

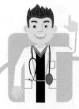

椒盐普通话总结一哈儿：

各位患者，尿毒症伴随各种并发症还是很吓人的哈，不要稳起不做任何检查，合并心血管疾病等更要引起警惕，稍有不适及时就医，把疾病控制在大发作之前哈。自己要掌握自己的命运，记倒要跟医生保持联系并且密切配合。

（何茂芯）

群员篇

血液透析的短期并发症

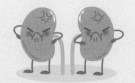

透析机上发生的那些事儿

第一节　透析中低血压，赶不走的噩梦？

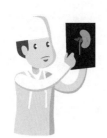透析中低血压（IDH）是维持性血液透析（MHD）患者的常见并发症。透析人群中 IDH 的总体发生率为 20.0%～30.0%，我国透析患者 IDH 的患病率为 39.9%。IDH 的发病机制尚未完全清楚，目前认为 IDH 的发生主要与患者血管功能障碍、心功能异常、自主神经功能紊乱、透析中血容量减少和血浆渗透压下降等有关。透析中低血压是影响患者生存质量的主要问题之一，IDH 可导致患者重要脏器的损害，如心脏、大脑，甚至全因死亡。CHSNG 等研究表明 IDH 可增加动静脉内瘘血栓的发生率，且 IDH 发生越频繁或血液透析前收缩压越低，动静脉内瘘血栓发生率越高。IDH 还可导致血液透析中断、心肌功能障碍，最终导致患者生存质量下降，因此医护人员和患者应高度重视，积极防治 IDH。

IDH 诊断标准：各国的评判标准不一，目前大家比较公认的是美

国国家肾脏病基金会（National Kidney Foundation，NKF）制订的肾脏病预后质量倡议（kidney disease outcome quality initiative，KDOQI）推荐的 IDH 判断标准：血液透析过程中收缩压下降 > 20 mmHg 或收缩压 < 90 mmHg 或平均动脉压降低 > 10 mmHg 并出现低血压症状，如头痛、恶心、呕吐及痉挛，且需要临床干预，如注射 50 ml 高浓度葡萄糖，特伦德伦堡（Trendelenburg）卧位（即头低脚高向右倾斜的体位），甚至暂时停止血液透析等。

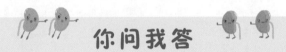

你问我答

1. 预防透析中低血压的措施有哪些？

答：①超滤量应控制在患者干体重的 5% 以下。②使用生物相容性好的透析膜。③改变血液净化模式，如序贯透析或血液滤过。④透前根据个人情况停用降压药物，透析过程中禁食。⑤加强营养，改善贫血，必要时输血、白蛋白等。⑥低温透析。

2. 透析中低血压的临床表现有哪些？

答：典型的低血压表现有恶心、呕吐、出冷汗、头晕，严重者可出现面色苍白、呼吸困难，血压可下降至 90/60 mmHg，也可能是明显下降，甚至测不出来。早期可能还有一些特殊的表现，如打哈欠、有便意、后背酸痛等，如果早期发现、采取恰当的措施，可以防止低血压的发生。

3. 透析中低血压的紧急处理有哪些？

答：患者发生低血压后，应将患者平卧、抬高双下肢，吸氧；立即停止超滤，适当减慢血流量，迅速补充血容量；必要时给予等渗盐水、高渗葡萄糖及白蛋白等。若经上述处理仍不好转，则须应用升压药物治疗，并立即停止血液透析，最后积极寻找透析中低血压的原因，为紧急处理及后期预防提供依据。

4. 频繁发生透析中低血压对人体有什么危害？

答：①长时间低血压是造成内瘘阻塞最主要的原因之一。②会引起各脏器供血不足，如头晕、乏力、运动和感觉障碍，甚至会发生脑供血不足、脑梗死等疾病。不排除以后加重阿尔茨海默病哦。③发生在心脏可引起心脏供血不足，出现心绞痛、心肌梗死等。④对于糖尿病患者，可加重微循环障碍以及周围血管病变等。

透析中低血压病因
→ 血管功能障碍
→ 心功能异常
→ 自主神经功能紊乱
→ 透析中血容量减少
→ 血浆渗透压下降

临床表现
→ 恶心、呕吐、出冷汗、头晕，严重者面色苍白、呼吸困难、血压测不出来

不良后果
→ 导致重要脏器损害、增加动静脉内瘘血栓发生率，还可使透析中断、心肌功能障碍

紧急处理
→ 平卧，抬高双下肢，吸氧，停止超滤，减慢血流量，迅速补充血容量

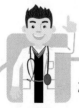

椒盐普通话总结一哈儿：

遭过透析中低血压的人就晓得有好恼火了叻*，恶心、呕吐、出冷汗、手脚抽筋、呼吸困难，那个味道不摆了，简直就是透析中最可怕的噩梦。各位患者朋友，千万不要把透析机当作脱水机，管住嘴、评估好干体重，你才能长命百岁。

（何茂芯）

———————

* 叻，四川方言，表陈述语气，确认事实。

第二节　肌肉痉挛，又抽筋了，痛

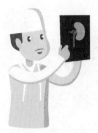

　　肌肉痉挛是血液透析患者常见的并发症之一。其发生率为33%～86%，多出现在透析的中后期，也可能延迟出现，在透析结束后几小时发生。发生机制尚未明确，可能与高超滤量、电解质紊乱、生物活性物质缺乏及尿毒素蓄积等相关。透析相关性肌肉痉挛，降低了患者对透析治疗的耐受性，常导致透析提前终止，严重影响患者的透析充分性和生存质量。

　　临床表现：多发生在透析中后期，常见于高龄和超滤量大的患者，痉挛部位以下肢足部、腓肠肌为主，少数以腹部表现突出。发作可持续数秒至数分钟不等。患者感觉疼痛难忍，部分患者可自行缓解，部分患者需要通过物理治疗、药物治疗，甚至停止血液透析方可缓解。

 你问我答

　　1. 透析中肌肉痉挛发生的原因是什么？

　　答：透析中低血压、低血容量、超滤速度快及应用低钠透析液治疗等导致肌肉血容量灌注降低是引起透析中肌肉痉挛的最常见原因，血电解质紊乱和酸碱失衡也可引起肌肉痉挛，如低镁血症、低钙血症、低钾血症等。

　　2. 血液透析过程中肌肉痉挛的治疗药物有哪些？

　　答：高渗盐水、高渗葡萄糖、甘露醇等。

3. 透析过程中发生肌肉痉挛的应急预案有哪些？

答：①减慢血流量、降低超滤速度或暂停超滤，快速输入生理盐水 100～200 ml，使用高渗葡萄糖溶液或 10% 氯化钠、甘露醇溶液等可缓解症状。②对痉挛肌肉进行外力挤压按摩也有一定疗效。③提高透析液钠浓度可以减少透析中痉挛的发生率。④如干体重过低，进行健康教育，增加干体重。⑤调整血液净化方式，碳酸盐透析、序贯透析和血液滤过均可减少痉挛发生率。

4. 如何采用穴位按压法缓解肌肉痉挛？

答：小腿后群肌痉挛按揉委中、承筋、承山和昆仑等穴；小腿外侧群肌痉挛按揉阳陵泉、光明、悬钟和丘墟穴；小腿前群肌痉挛按揉足三里、丰隆和解溪穴。手法要求由轻渐重、均匀、柔和，每次按压时间为 2 秒，按摩持续 1～2 分钟，按压力度以患者有酸胀麻感觉为度，可双手双穴同时按压，直到肌肉痉挛缓解。按摩既可通过肌肉牵张反射直接抑制肌痉挛，又可以通过消除疼痛源而间接缓解肌肉痉挛，还可以促进局部血液循环，加速体内活性物质的转运和降解，促进炎性产物的排泄，改善组织营养。

肌肉痉挛常见部位
→ 上下肢肌肉、手部、足部、腹部

缓解肌肉痉挛的方法
→ 减慢血流量、降低超滤、快速回水、穴位按压法

如何预防肌肉痉挛？
→ 控制好干体重、制定个体化透析方案、药物肉碱的使用

缓解肌肉痉挛的药物
→ 高渗盐水、高渗葡萄糖、甘露醇等

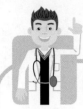

椒盐普通话总结一哈儿：

肌肉痉挛不是病，痛起来要人命，相信很多患者朋友都体会过，脚杆手杆抽筋那个滋味不摆了，痛得哇哇大叫，发誓以后再也不敢乱整了。大家一定要配合好医生，了解相关知识，调整好干体重，制定个体化的透析方案，这样你们的透析质量和生存质量才高得起来。

（何茂芯）

第三节　恶心、呕吐，还可以好好吃饭吗？

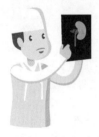

常规血液透析患者中 10% 以上的患者并发恶心和呕吐，这常常是低血压、颅内出血的先兆症状，是透析失衡综合征、高血压、电解质紊乱、透析液浓度异常、硬水综合征、首次使用综合征、急性溶血等并发症的伴随症状。因此，在透析中患者出现恶心、呕吐时应先查明原因，采取处理措施。

在透析机上进食或在透析开始前不到一小时进食，可能会导致血液透析时出现恶心。血液透析期间与半坐位相比，仰卧位导致更多的恶心和呕吐。透析液钠和钙的增加可能加重透析患者的恶心和呕吐。对自来水和其他物质的发热反应、失衡综合征、焦虑是透析患者恶心和呕吐的一般原因。终末期肾脏病尿毒症及其治疗相关的消化系统症状、患者饮食、药物的影响等多重因素也被认为是恶心和呕吐的主要原因。电解质和水不平衡（脱水）被认为是呕吐的主要并发症。液体超负荷也与胃肠系统黏膜水肿（伴有早期饱腹感）、恶心、呕吐和腹泻有关。恶心和呕吐使透析患者感到不适，因此可能导致透析的早期中断，进而增加了治疗成本，故应进一步检查和预防恶心和呕吐。

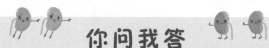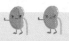

你问我答

1. 恶心、呕吐时并发的临床表现有哪些?

答：主要表现为上腹部的不适感，呕吐胃内容物或一部分小肠内容物，伴有面色苍白、出汗、胸闷、血压高或低。有的患者可伴有肌肉痉挛或抽搐。

2. 发生恶心、呕吐应该如何处理?

答：患者出现恶心、呕吐时，应让其头偏向一侧，避免呕吐物进入气管引起窒息，同时减慢透析的血流量。必要时可给予补充生理盐水、50%葡萄糖溶液，仍不缓解时可用甲氧氯普胺肌内注射。

恶心、呕吐的原因
→ 有透析中低血压、透析失衡综合征、透析器反应、糖尿病导致的胃轻瘫、透析液受污染或电解质成分异常（如高钠、高钙）等

恶心、呕吐的处理
→ 应用止吐剂。加强对患者的观察及护理，避免发生误吸事件，尤其是神志欠清者

恶心、呕吐的预防
→ 针对诱因采取相应预防措施是避免出现恶心、呕吐的关键，如采取措施避免透析中低血压发生

对低血压导致恶心、呕吐者采取措施
→ 调整体位、停止超滤，恢复有效循环血容量，液体输注，快速输注，迅速扩张血容量

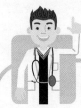

椒盐普通话总结一哈儿：

在透析时出现恶心和呕吐，可能是发生了低血压。低血压是血液透析中常见的急性并发症之一，一旦发生，一定要及时给护理人员说，不要闷到不开腔哦。当然，饮食不干净、吃了生冷硬轴的东西，胃子罢工也是有可能的。其他少见的原因有颅内出血、透析失衡综合征、高血压、电解质紊乱、透析液浓度异常、硬水综合征、首次使用综合征和急性溶血等。

（付呈新）

第四节　痛，与摆 pose* 不同的头痛、胸痛、背痛

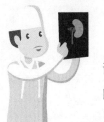

头　痛

头痛是临床常见的症状，通常局限于头颅上半部，包括眉弓、耳轮上缘和枕外隆突连线以上部位的疼痛统称头痛。在透析中头痛比恶心、呕吐少见，发生率为5%，大多数原因不明确。常见原因可能为高血压、神经性头痛、硬水综合征等。有偏头痛史者，在透析中头痛症状可能出现或加重。失衡综合征反应和醋酸盐的作用等可加重头痛。头痛也有可能由脑出血、蛛网膜下腔出血所致。头痛的处理是尽量寻找病因，采取相应对策。如无明显原因可以口服或静脉注射止痛药对症处理。仅发生于透析期间的头痛可能与透析失衡综

---

* pose 意为姿势。

合征有关。

胸痛、背痛

轻微胸痛、背痛见于少数的透析患者，病因不明。透析器首次使用可出现胸背疼痛，是非特异性的，比较常见，但症状轻。可以在透析开始几分钟到 1 小时发病。除此之外，也可能与心绞痛、心肌梗死、低血压、肌肉痉挛、透析器反应、溶血、空气栓塞、透析失衡综合征、心包炎、胸膜炎等相关。此外，很多患者在透析后感觉腰背痛，即所谓透析后综合征，原因还不清楚，可能由单核细胞活化、分泌白细胞介素-1所致，有待进一步证实。如果平时也有胸背痛的话，也有可能是胆囊炎或胃病等消化系统疾病。

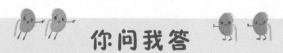

你问我答

1. **透析中发生头痛如何治疗？**

答：首先明确病因，针对病因进行干预。如无脑血管意外等颅内器质性病变，可应用对乙酰氨基酚等止痛对症治疗。

2. **如何预防透析中的疼痛？**

答：应针对胸背疼痛的原因采取相应的预防措施。透析早期降低血流速度以降低透析液钠浓度的剧烈变化，可防止失衡综合征的发生。及时调整降压药，防止血压过高引起的头痛。透析中吸氧，可改善透析器过敏或缺血缺氧相关的头痛和胸背疼痛。

头痛的原因
→ 有透析失衡综合征、严重高血压和脑血管意外等

胸痛和背痛的原因
→ 心绞痛（心肌缺血），其他原因还有透析中溶血、低血压、空气栓塞、透析失衡综合征、心包炎、胸膜炎及透析器过敏等

<table>
<tr><td>

头痛的预防

→ 针对诱因采取适当措施是预防的关键。包括应用低钠透析，避免透析中高血压发生，规律透析等
</td><td>

胸痛和背痛的预防

→ 应针对胸背疼痛的原因采取相应预防措施
</td></tr>
</table>

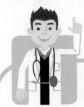

椒盐普通话总结一哈儿：

你以为头痛是你没休息好吗？那不一定哦，可能是血压高了，该吃降压药了。如果头痛明显或剧烈，应注意鉴别有无中枢系统病变，如脑出血等。胸背疼痛可能发生在透析开始几分钟到 1 小时，首次发作多与透析器过敏相关。平时也痛的话，可能是胆囊炎或胃病等消化系统疾病。当然也要排除不稳定型心绞痛、心肌梗死等严重病变。

（付呈新）

第五节 皮肤瘙痒，看不见摸不着却痒得伤心

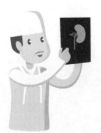

皮肤瘙痒是慢性肾衰竭患者常见并发症和常见的皮肤表现。在维持性血液透析患者中占 67% ~ 86%，其中 10% 为顽固性瘙痒。且随透析时间延长，症状逐渐加重，严重影响患者的生存质量。目前认为，其发病机制与以下因素有关：①血液透析患者皮肤组织中钙、磷、镁沉积。②继发性甲状旁腺功能亢进症，

PTH 增加。③皮肤干燥。④血中阿片样物质、组胺水平升高；⑤肾功能障碍导致代谢废物堆积，中分子物质潴留可能是尿毒症瘙痒的主要原因。另外，高铁蛋白、低血白蛋白及外围神经病变也参与了尿毒症皮肤瘙痒的发生。血液透析是临床上较为成熟的治疗尿毒症的手段，它主要通过弥散原理对小分子毒素有较好的清除能力。但对伴有皮肤瘙痒的尿毒症患者血中大、中分子物质水平清除有限。血液透析滤过是一种不同于血液透析的血液净化技术。它结合了血液透析和血液滤过两种方法的优点，利用弥散和对流两种清除原理，采用高通量膜的透析器，在血液透析的同时输入置换液，超滤量大幅度升高，使透析与滤过同时进行。而且置换量越大，清除中、大分子毒素的量就越大。定期血液透析滤过较普通透析更为舒服，可缓解血液透析患者的皮肤瘙痒。

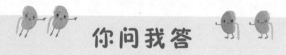

你问我答

1. 皮肤瘙痒怎么办？

答：改变止痒方法，对瘙痒处不用手抓，而用手拍打。做到勤洗手、勤剪指甲，可有效防止患者因抓破皮肤而导致交叉感染。使用局部外用药，如用羊毛脂等表面润滑剂。炉甘石洗剂也可减轻瘙痒感。

2. 怎样预防皮肤瘙痒？

答：针对可能的原因采取相应的预防手段。包括控制患者血清钙、磷和 PTH 于适当水平；避免应用一些可能会引起瘙痒的药物；使用生物相容性好的透析器和管路；避免应用对皮肤刺激大的清洁剂；应用一些保湿护肤品以保持皮肤湿度；衣服尽量选用全棉制品等。

皮肤瘙痒的原因
→ 尿毒症本身，透析治疗及钙、磷代谢紊乱，透析器反应等变态反应，药物等

皮肤瘙痒的治疗措施
→ 应用抗组胺药物、外用含镇痛剂的皮肤润滑油等。也可联用血液灌流治疗

皮肤瘙痒的预防措施
→ 控制血清钙、磷和 PTH 于适当水平，涂保湿护肤品以保持皮肤湿度，衣服尽量选用全棉制品

含磷高的食物
→ 坚果、奶酪、海鲜、调味品、炸鸡等

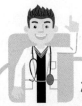

椒盐普通话总结一哈儿：

对于血液透析患者来说，瘙痒第一位的原因是血清磷高了。对于饮食中的磷，要管住嘴，莫东吃西吃的。同时要坚持服用磷结合剂和充分透析，三驾马车协力降磷。高磷血症纠正后还是皮肤瘙痒，就要从改善皮肤干燥入手。无缓解的话，就要使用生物相容性好的透析器和管路，口服抗过敏药物、普瑞巴林等，应用一些保湿护肤品保持皮肤湿度，衣服选用全棉制品，全方位治疗。

（付呈新）

第六节　透析失衡，我是用了假透析吗？

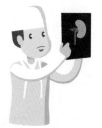

透析失衡综合征通常发生于透析中或透析后早期，是以脑电图异常及全身和神经系统症状为特征的一组病症。透析失衡综合征的发病机制是由于血液透析快速清除溶质，导致患者血液溶质浓度快速下降，血浆渗透压下降，血液和脑组织液渗透压差增大，水向脑组织转移，从而引起颅内压增高、颅内 pH 值改变。失衡综合征可以发生在任何一次透析过程中，但多见于首次透析、透析前血肌酐和血尿素高、快速清除毒素（如高效透析）等情况。临床表现为头痛、恶心、呕吐、血压升高、肌肉痉挛、嗜睡和行为异常，严重者可出现惊厥、癫痫样发作，甚至昏迷、死亡。另外血液透析时酸中毒迅速纠正，使血红蛋白对氧的亲和力增加，导致脑组织缺氧。还有一些特发性渗透物质、低钠血症、透析中低血糖、纠正酸中毒后氧解离曲线左移引起脑缺氧、甲状旁腺功能亢进症等也是可能的病因。结合诱因及上述临床表现，诊断并不困难。需鉴别的疾病有脑血管意外、高血压脑病、低血糖及尿毒症脑病、低钠血症、癫痫发作等。

 你问我答

1. 出现透析失衡综合征时，该如何处理？

答：轻者仅需减慢血流速度，以减少溶质清除，减轻血浆渗透压和 pH 值过度变化。对伴肌肉痉挛者可同时输注 5% 碳酸氢钠、10% 氯化钠或 50% 葡萄糖溶液，并予相应对症处理。如经上述处理仍无缓解，则提前终止透析。重者（出现抽搐、意识障碍和昏迷）建议立即终止透析，并做出鉴别诊断，排除脑血管意外，同时给予输注 20% 甘露醇。之后根据治疗反应予其他相应处理，透析失衡综合征引起的昏迷一般于 24 小时内好转。

2. 透析失衡综合征怎样预防？

答：针对高危人群采取预防措施，是避免发生透析失衡综合征的关键。①首次透析患者：避免短时间内快速清除大量溶质。首次透析血清尿素氮下降控制在 30%～40%。建议采用低效透析方法，包括减慢血流速度、缩短每次透析时间（每次透析时间控制在 2～3 小时）、应用膜面积小的透析器等。②维持性透析患者：采用钠浓度曲线透析液序贯透析可降低失衡综合征的发生率。③规律和充分透析，增加透析频率、缩短每次透析时间等对预防透析失衡综合征有效。

透析失衡综合征的表现

→ 轻者可表现为头痛、恶心、呕吐及躁动，重者出现抽搐、意识障碍甚至昏迷

透析失衡综合征发生情况

→ 可以发生在任何一次透析过程中，但多见于首次透析、透前血肌酐和血尿素高、快速清除毒素（如高效透析）等情况

透析失衡综合征的治疗

→ 轻者仅需减慢血流速度，以减少溶质清除。对伴肌肉痉挛者可同时输注 5% 碳酸氢钠、10% 氯化钠或 50% 葡萄糖溶液，并予以相应对症处理。如经上述处理仍无缓解，则提前终止透析

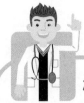

椒盐普通话总结一哈儿：

透析失衡综合征是可以预防的。平时大家就该限制钠的摄入，透析期间体重增加 1～2 kg，防止透析中体液急剧变动。合理安排蛋白质的摄入，免得血中肌酐、尿素增长过快。透析失衡综合征可能发生在任何一次透析过程中，一般多见于首次透析。轻者需减慢血流速度，重者（如出现抽搐、意识障碍和昏迷）应该终止透析。透析失衡综合征引起的昏迷一般在 24 小时内好转。

（付呈新）

第七节　心律失常，怎么了我的小心脏？

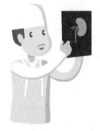

　　心律失常是血液透析患者常见的并发症，可以在透析间期或透析过程中发生，是导致心源性猝死的主要原因之一。透析当中发生心律失常的诱发因素很多，包括心力衰竭、心包炎、严重贫血、电解质（钾、钙、镁）异常、酸碱平衡紊乱、低氧血症、低碳酸血症、低血压及药物等。其与尿毒症本身所引起的电解质紊乱、酸碱失衡及自主神经功能损害有关。电解质中以血钾、钙和镁的异常所致心律失常多见，特别是低血钾易引起心律失常。合并心力衰竭服用洋地黄类药物者更易引起室性心律失常。血液透析患者存在自主神经功能受损，尤以心迷走神经受损最严重，各种心律失常发生的阈值降低。心血管疾病，如冠心病、心力衰竭可致心肌电生理异常，从而引起心律失常。透析本身原因引起的心律失常一方面与电解质（特别是钾、镁、钙）的迅速变化有关；另一方面与透析时超滤量过大、血流动力学不稳定、各种血管活性物质的产生有关。透析 3 小时左右是血液循环最不稳定的阶段，心律失常也大多发生于此时。透析患者常见心律失常类型包括房颤、室性心律失常及房室传导阻滞等。需要紧急处理的心律失常包括：①快速型心律失常，如室上性心动过速、快速心房颤动、室性心动过速、心室颤动等。②缓慢型心律失常，如二度 Ⅱ 型以及三度房室传导阻滞、严重窦性心动过缓或频发窦性停搏导致血流动力学不稳定或阿—斯综合征的患者。

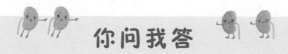

你问我答

1. 透析患者心律失常的药物怎么选择？

答：通常房性期前收缩不产生严重后果，不必急于用药。但频发或多源性房性期前收缩，尤其伴有心包炎、缺血性心肌病，可能是产生房性快速心律失常的先兆，应密切观察，必要时用奎尼丁。室性期前收缩意义较大，特别是多源性或频发性（＞30 次/分）或呈二联律时要十分警惕。如在心包炎、心肌梗死等基础上发生室性心律失常，要请心血管专家协助治疗。对心动过缓的治疗首先要停用某些药物或减少某些药物的剂量（如受体阻滞剂或可乐定等）。病态窦房结综合征和高度房室传导阻滞，要给予异丙肾上腺素或阿托品，必要时要安装临时起搏器。

2. 透析患者心律失常药物治疗无效怎么办？

答：可采用电转复或安装心内起搏器。透析患者使用洋地黄类药物应严格掌握适应证，剂量要小，最好进行血浆药物浓度监测，以调整剂量。透析液钾离子浓度以 3.0～3.5 mmol/L 为宜。在透析过程中应严密监测心律。

3. 透析患者心律失常的常见类型有哪些？

答：窦性心动过缓（部分病例伴二度房室传导阻滞）、窦性心动过速、心房颤动、频发性期前收缩、多源性期前收缩、阵发性室上性心动过速等。对于易发生心律失常的患者最好使用碳酸氢盐透析液和生物相容性好的透析膜。透析开始时预防性吸氧，超滤速度要适当，避免低血压。透析要充分，积极纠正贫血。如偶发房性期前收缩和室性期前收缩，不必急于用药处理。对于频发、多源性室性期间收缩、心房或心室颤动、心动过速、房室传导阻滞要积极处理，或及时停止透析请专科医生处理。

透析患者心律失常的诱因
→ 心力衰竭、心包炎、严重贫血、电解质（钾、钙、镁）异常、酸碱平衡紊乱、低氧血症、低血压及药物等

透析患者心律失常的常见类型
→ 心动过速、窦性心动过缓（部分病例伴二度房室传导阻滞）、窦性停搏、心房颤动等

透析患者心律失常的处理原则
→ 明确心脏基础疾病、查找病因与诱发因素、特殊治疗

透析患者心律失常的特殊治疗
→ 电解质紊乱导致的心律失常，应积极纠正电解质紊乱；对于血流动力学稳定的患者，应紧急血液透析治疗

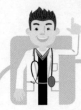

椒盐普通话总结一哈儿：

心扑通扑通地乱跳？乱跳你就没对噢。等下跳得你心烦意乱你就扯拐*了。透析超滤量和血流量要符合你的实际年龄，不要把几十岁当十几岁。透析当中心脏不舒服？还是那句话：有啥你就要开腔。治疗有吸氧、降低血流量、服用硝酸甘油、服用受体阻滞剂，必要时可以安置可以起搏和除颤的起搏器，发生恶性心律失常时可以自动起搏和除颤，就是有点小贵，但是可救命。

（付呈新）

---

* 扯拐，四川方言，意为出故障。

第二章

与透析装置相关的并发症

第一节　透析器反应，A 型 B 型有所不同

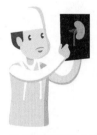　透析器反应是指血液与血液透析膜或者管路之间相互作用而引发的所有异常症状。多见于第一次使用新透析器发生的一系列临床不良反应，医学上叫首次使用综合征。根据患者的各种临床表现分为 A 型和 B 型反应。随着透析技术的不断提高，现发生透析器反应的概率不断降低。

A 型透析器反应（过敏反应）的发生率 <5 次/10 万透析例次。特点是发生率低，症状重，发生时间早（透析开始后 5～30 分钟）。症状表现为全身或者局部皮肤瘙痒、荨麻疹、咳嗽、喷嚏、腹痛、呼吸困难、休克，甚至危及生命。处理：停止透析，丢弃血路管和透析器中的血液，遵医嘱使用药物治疗。

B 型透析器反应（非特异型）更常见，以新的透析膜过敏为

84

主。发病率为 5 次/100 透析例次。特点是发生于透析开始 20～60 分钟。症状表现为胸痛、背痛，少数伴有不同程度的低血压、恶心、呕吐等。B 型反应没有 A 型反应严重，但是，并不代表没事，B 型反应也可以发生罕见的全身过敏性反应。处理：吸氧等对症及支持治疗，情况好转、继续透析。

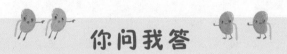

你问我答

1. 有什么方法可以避免发生透析器反应吗？

答：把新透析器及血路管用各种方法预处理，如对透析器进行充分灭菌，残余血预处理等可以预防 A 型透析器反应；通过改用生物相容性更高的新透析器可避免透析器反应。透析中吸氧可以减轻 B 型透析器反应的临床症状。

2. 如何鉴别 A 型、B 型透析器反应？

答：A 型、B 型透析器反应症状不同。A 型反应的症状通常在最初 5～30 分钟出现。B 型反应的症状会延迟出现，通常在开始透析后 20～60 分钟出现，但偶尔可能延迟很长时间。B 型反应随着透析治疗的继续进行，症状通常有改善。

3. A 型透析器反应重，甚至致命，那可以挽救吗？

答：立即停止透析，关闭血路管，根据情况丢弃管路和透析器中的血液。必要时使用肾上腺素、肾上腺皮质激素和抗组胺药物进行抢救。这时候患者坚决不能要血不要命，该丢就丢，积极配合医护人员争分夺秒地抢救。留得青山在，不怕没柴烧。

透析器反应

→ 血液与透析膜或者管路之间相互作用所引发的异常症状

A 型透析器反应及处理

→ 透析开始后 5～30 分钟出现症状
→ 停止透析
→ 丢弃血路管和透析器中的血液

B 型透析器反应及处理

→ 透析开始 20～60 分钟出现症状
→ 吸氧等对症及支持治疗
→ 情况好转继续透析

如何挽救

→ 出现症状立即告知医护人员
→ 积极配合治疗处理

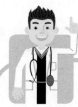

椒盐普通话总结一哈儿：

A 型、B 型透析器反应虽然都是透析器反应，但是在症状、出现时间及处理上都是不相同的。因此，只有正确地辨识透析器反应类型，才能积极治疗和预防透析器反应 A 型和 B 型。希望患者能积极配合医护人员的处理。这下你该懂得起了哇。

（薛贵方、何茂芯）

第二节 溶血，这个葡萄酒红色不妙

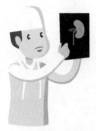

透析时发生急性溶血是严重的急症并发症之一。溶血可以因多种理化因素和毒素引起。关于溶血我们常听到的是与输血有关，但是也有发生在我们的透析治疗中，与自身疾病、机器平衡系统、机器调节系统、用物、透析用水、复用透析器等有关。虽然在透析中发生溶血的概率非常低，但是它的危害性严重。

溶血特点

肉眼可分辨血路管内的血液呈葡萄酒红色或黄褐色。

症状

胸背痛、头痛、恶心、发冷、发热、胸闷发紧、呼吸紧，急性溶血应及时处理。

机器报警

溶血报警。发生溶血，体外管道中的血液应丢弃，防止加重病情。予以透析患者吸入高浓度氧气，并输入新鲜血液。

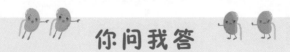

你问我答

1. 溶血是什么？

答：溶血是红细胞的膜破裂后，里面的血红蛋白释放出来溶解于血浆里所发生的一系列改变。

2. 什么原因导致溶血的呢？

答：疾病本身原因、机械性损伤、温度过低或者过高、过酸或过碱、有细菌或某些毒素入侵、抗原—抗体不合、红细胞自身的缺陷、某些药物等都有可能引起溶血。

3. 为什么溶血是葡萄酒红色或黄褐色？

答：因为红细胞的膜有小孔或者破裂，血红蛋白从红细胞内流出至清澈明亮的血浆内，使清澈淡黄色的血浆变成葡萄酒红色或黄褐色。

溶血的原因	溶血血液的颜色
→ 自身疾病 → 机器平衡系统 → 机器调节系统 → 用物 → 透析用水 → 复用透析器等	→ 血管通路内的血液呈葡萄酒红色或黄褐色

溶血的症状	红细胞破裂
→ 胸背痛 → 头痛、恶心 → 发冷、发热 → 胸闷发紧、呼吸紧	→ 红细胞的膜出现小孔或者破裂

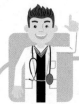

椒盐普通话总结一哈儿：

透析也是可能发生溶血的哈，而且还可能要命，不是开玩笑的哈。因此患者朋友在透析过程中一定要注意，一旦发生了胸背痛、头痛、恶心、发冷、发热、胸闷发紧、呼吸紧等症状要马上喊医务人员，并且积极配合医务人员抢救。你问血液透析溶血后的最特征表现是啥子？酒红色或黄褐色的血液，记住了哇？

（薛贵方、何茂芯）

第三节 空气栓塞，并非产房的专属"凶器"

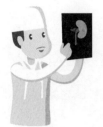

空气栓塞指空气进入血管里引起的血管栓塞，常见于分娩、产后或流产，也有胸部损伤空气进入肺静脉致空气栓塞。血液透析治疗体外循环由动静脉穿刺针连接，血管有伤口，就有可能与外界的空气偶遇。所以，患者们在透析治疗的时候不要一刻不停地动手动脚全身运动，杜绝一切人为可以避免的因素。空气栓塞导致的症状部分取决于患者在发生该事件时的身体姿势。坐位，空气常常进入脑静脉系统而不进入心脏；卧位，空气常首先进入心脏，然后进入肺。因此，坐位发生空气栓塞时可能会出现意识丧失和癫痫发作，而卧位可能首先发生呼吸困难、咳嗽并可能会有胸部紧迫感。一旦发生空气栓塞，体位立即改为头低左侧卧位，通过面罩或气管内插管给予 100% 的氧，并积极配合医护人员一系列的处理。

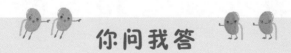

你问我答

1. 引起空气栓塞的原因有哪些?

答：透析机故障、血路管连接不紧、血路管破损、插管患者管路破裂。预冲透析器及管路中没有排尽空气。通过透析管路输液或补液后没有关闭泵前的输液器夹子，空气吸入透析管路中。透析治疗完后操作不当，有空气进入血液。动脉穿刺针脱出或针斜面没有完全在血管内。

2. 血液透析中出现空气栓塞时有哪些临床表现？

答：空气栓塞症状按部位不同有差异，一般空气进入血管后，人会感到胸闷、呼吸困难及剧烈咳嗽；嘴唇发绀、心律失常、心绞痛、血压下降、脑性抽搐、昏迷，甚至呼吸、心搏骤停。

3. 空气栓塞时为什么要改成头低左侧卧位？

答：为了减少空气进入静脉，头低左侧卧位可以使肺动脉的位置低于右心室，气泡则向上移至右心室尖部，避免空气进入肺动脉口影响气体交换。心脏在搏动时将空气混成小泡沫，分次分量就进入肺动脉内经呼吸排出。

引起空气栓塞有哪些原因

→ 透析机故障

→ 患者管路或穿刺针脱出、连接不紧、破损

→ 人为操作因素

呼吸困难的表现

→ 快速的费力呼吸

→ 鼻翼扇动

→ 口张得大大的

→ 肋间、锁骨上和胸骨下的呼吸肌活动增强

空气栓塞患者氧饱和度低

→ 纯氧通气

→ 保持呼吸道通畅

空气栓塞时患者的体位应更改为头低左侧卧位

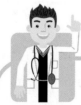

椒盐普通话总结一哈儿：

说老实话，不骗你，血液透析患者发生空气栓塞常危及生命，且患者难受至极，一点儿都不可小觑。

（薛贵方、何茂芯）

第四节　发热，透过现象看本质

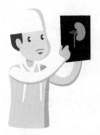

　　发热这个词语对于大家来说并不陌生，看见喜欢的对象我们会感觉自己发热、满脸通红、心扑通扑通地跳，但其实测量体温一般都是正常的，并且持续时间很短。但是如果我们得了上呼吸道感染，特别是流行性感冒，这时我们就会真的发热，由此可见，发热一般都是由感染引起的，那就让我们来了解下发热的本质吧！

　　透析相关性发热可出现在透析开始后 1～2 小时，也可出现在透析结束后。当透析患者透析时感到发热、鼻塞、口干、耳烧脸热、浑身滚烫，严重的甚至先出现寒战继而高热。

　　发热之本：首先发热多由致热原进入血液引起，如透析管路和透析器复用不规范、透析液受污染等。其次是无菌操作不严格，可导致病原体进入血液或原有感染因透析扩散而引起发热。再次，其他少见原因如急性溶血、透析液温度过高也可出现发热。

　　护理措施：①当透析患者透析时感到发热，立即检测患者的体温；安慰患者，并做好心理护理。②立即通知医生，如果怀疑细菌感染应留取血培养，并根据医嘱予以抗生素治疗。③密切观察生命体征，对体温超过 38.5℃ 的患者应给予吸氧和物理降温，每半小时测量 1 次体温，处理后详细记录。④如果患者出现出汗较多，可能会引起局部胶布黏性下降和针头滑脱，一方面注意穿刺手臂的固定；另一方面应根据医嘱调整超滤量，对畏寒、寒战不能坚持的，体温超过 39℃ 的患者可遵医嘱予以提前下机，收入病房进一步治疗后予以透析。

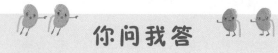

你问我答

1. 有的患者在透析过程中发热？这到底是怎么回事嘛？

答：首先发热多由致热原进入血液引起，如透析管路和透析器复用不规范、透析液受污染等。其次透析时无菌操作不严格，可导致病原体进入血液或原有感染因透析扩散而引起发热。再次，其他少见原因如急性溶血、透析液温度过高也可出现发热。

2. 如果患者发热了，怎么处理呢？

答：当透析患者透析时感到发热、鼻塞、口干、耳烧脸热、浑身滚烫，严重的甚至寒战时，我们应该这样处理。①立即检测患者的体温，并且安慰患者，做好心理护理，缓解患者紧张、焦虑的心情。②立即通知医生，如果怀疑细菌感染应留取血培养，并根据医嘱予以抗生素治疗。通常由致热原引起者24小时好转，如无好转，应考虑由感染引起，应继续寻找病原体证据及使用敏感抗生素治疗。③密切观察体温、脉搏、呼吸及血压的变化，在透析前及透析后均常规测量1次，对体温超过38.5℃的患者应给予吸氧和物理降温，每半小时测量1次体温，处理后详细记录。对体温超过39℃的患者可遵医嘱予以提前下机。④对畏寒、寒战的患者注意保暖，提高透析液温度。如果患者出现出汗较多，可能会引起局部胶布黏性下降、针头滑脱，一方面注意穿刺手臂的固定；另一方面应根据医嘱调整超滤量，对畏寒、寒战不能坚持的患者，遵医嘱予以提前下机，查找原因，收入病房进一步治疗。

发热症状

→ 透析开始后 1~2 小时，或结束后，感到发热、鼻塞、口干、耳烧脸热、浑身滚烫等

发热之本

→ 致热原进入血液
→ 感染
→ 少见原因：急性溶血等

怎样预防

→ 严格无菌操作
→ 充分预充管路
→ 避免使用受污染的透析液透析

感染引起的发热处理措施

→ 立即抽取血培养，根据血培养的结果选择相应的抗生素

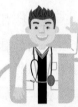

椒盐普通话总结一哈儿：

为啥子最近透析老是感觉鼻塞、口干、耳烧脸热、浑身滚烫呢？这下子搞清楚了，原来是透析相关性发热哦！这下搞清楚为什么要洗手了，为啥子护理 cuff 导管要戴口罩，为啥子不要家属陪伴进血液透析室，这些都是为了你不被感染叫。透析了那么多年，以后喊家属出去等，你就不要再倔强了哈！

（杨　洛）

第五节　透析器破膜和凝血，请关注压力变化

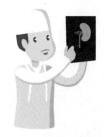

透析器是透析机上的主要耗材，通过溶质的弥散转运来替代肾脏，以清除血液中毒物、废物及多余的水分。透析过程中一旦发生透析器破膜，透析器就不能用了，一来增加了透析的成本，二来破膜严重就不能回输血液，导致血液的丢失。

透析器破膜

（1）发生原因。①透析机或透析器质量有问题；运输储存不当，如冬天环境温度过低。②透析预冲过程中操作不当，将静脉管路夹闭造成透析器膜承受的压力过高而破膜。③透析器负压过大或静脉回流受阻导致跨膜压超限，透析器破膜。④最后值得一提的是一定要检查探测器故障或有异物沉积引起的假报警。

（2）破膜机器的表现。血液透析机出现漏血报警，透析器膜外可见血液，严重的甚至透析液出口管道呈红色。

（3）防治措施。①选择品质优良的透析器。②规范预冲操作程序，单位时间内超滤量不可过大，不要超过透析器核定跨膜压的极限。③湿膜透析器运输、储存的温度要适宜，防止冰冻。

（4）应急处理。①发现机器漏血报警后立即将"透析治疗"状态调到"旁路"状态，减少或避免透析液进入血液。少量漏血时，停泵，夹闭动脉端。由于透析膜血液侧为正压，来自透析液细菌污染的机会较少，可用生理盐水回血，再更换透析器。②严重漏血时，应废弃透析器和静脉管路中的血液，更换透析器及管路。③如为探测器故障，维修探测器；如为异物沉积，清洁探测器。④观察患者体温变化，一旦患者出现畏寒或寒战应通知医生采取对症处理。⑤做好记录，安抚患者，透析结束后对透析机消毒，在安全会

议上讨论。

透析器和管路凝血

（1）发生原因。因患者存在出血倾向而没有应用抗凝剂；透析过程中抗凝剂剂量不足；患者先天性或因大量蛋白尿引起的抗凝血酶Ⅲ不足或缺乏，而选择普通肝素或低分子肝素作为抗凝剂。

（2）临床表现。肉眼可见体外循环管路动静壶有凝血块；静脉压、跨膜压呈上升趋势。

（3）防治措施。①对于合并出血或出血高危风险的患者，有条件的单位应尽可能选择枸橼酸钠或阿加曲班作为抗凝剂；若采用无抗凝剂时应加强滤器和管路的监测，加强生理盐水的冲洗。②应在血液透析前对患者的凝血状态进行充分评估并监测血液透析中的凝血状态变化的基础上，确立个体化的抗凝治疗方案。③有条件的单位应在血液净化治疗前检测患者血浆抗凝血酶Ⅲ的活性，以明确是否适用肝素或低分子肝素。

（4）应急处理。轻度凝血：立即告知医生，遵医嘱予以追加肝素的剂量或调高血流量。严密观察静脉压及跨膜压的变化，一旦凝血程度加重，立即回血，更换透析器及管路后继续透析。

重度凝血：立即回血，如果透析动静脉管路都是血凝块，则建议直接丢弃透析器及管路，不能强行回血，避免血凝块进入体内发生栓塞。

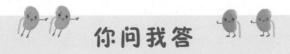

你问我答

1. **透析器为什么会破膜呢？这到底是怎么回事嘛！**

答：透析机或透析器质量有问题；运输储存不当，如冬天环境温度过低；透析预冲过程中操作不当，将静脉管路夹闭造成透析器膜承受的压力过高而破膜；透析器负压过大或静脉回流受阻导致跨膜压超限，透析器破膜。最后值得一提的是一定要检查排除探测器故障或有异物沉积引起的假报警。

2. 为什么透析器会凝血嘛？

答：可能是因患者存在出血倾向而没有应用抗凝剂；透析过程中抗凝剂剂量不足；患者先天性或因大量蛋白尿引起的抗凝血酶Ⅲ不足或缺乏，而选择普通肝素或低分子肝素作为抗凝剂。

3. 透析器凝血怎样处理嘛？

答：①轻度凝血，立即告知医生，遵医嘱予以追加肝素的剂量或调高血流量。严密观察静脉压及跨膜压的变化，一旦凝血程度加重，立即回血，更换透析器及管路后继续透析。②重度凝血，立即回血，如果透析动静脉管路都是血凝块，则建议直接丢弃透析器及管路，不能强行回血，避免血凝块进入体内发生栓塞。

4. 发生凝血和破膜得不得加重贫血哦？

答：一般来说，外周循环管路中的血液根据透析器膜面积不同，在 200 ml 左右。如果轻度凝血或者破膜是不会发生贫血的，在重度凝血且血液无法回输的情况下，可根据患者的血红蛋白情况决定是否需要输血，避免贫血的加重。

破膜机器的表现

→ 机器出现漏血（blood leak）

→ 透析器膜外可见血液

→ 严重的甚至透析液出口管道成红色

凝血的表现

→ 肉眼可见体外循环管路动静壶有凝血块

→ 静脉压、跨膜压呈上升趋势

破膜应急处理

→ 如果跨膜压在 0 以上可回输
  血液
→ 如果跨膜压为 0 或在 0 以下，
  不可回输血液

凝血的处理

→ 轻度凝血：立即回血，更换
  管路与透析器继续透析
→ 重度凝血：能回血就回血，
  避免血凝块进入体内发生
  栓塞

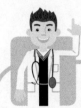

椒盐普通话总结一哈儿：

透析了那么多年，有没有遇到过透析器破膜呢？这不是经常发生的，不用紧张兮兮的，有我们专业的护士在，不用担心，换个透析器又开始透析叻。用了那么多年的肝素，这下终于晓得为啥子透析要用肝素了叻，那是为了抗凝的。

（杨　洛）

朋友圈

血液透析的长期并发症和合并症

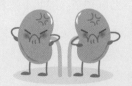

第一章

感染控制

第一节　乙肝，可预防，可控制

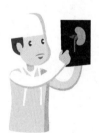

乙型肝炎病毒简称乙肝病毒，发现得比丙型肝炎病毒（简称丙肝病毒）早，但尚缺乏根治的方法。少数人使用干扰素可以根治，但是大多数患者还是长期使用药物控制。很多国家实施新生儿出生时即注射乙肝疫苗，有望通过全民预防的策略，最终消灭乙肝病毒。已进入血液透析的乙肝五项检查全阴的患者，建议进行加强乙肝疫苗接种（每次 40 μg，0/1/2/6 月共注射 4 次）。当抗体滴度降至预期，可注射 1 次乙肝疫苗的增强针。如果伤口接触有乙肝病毒的血液后应立即冲洗、消毒，尽快注射乙肝高效价免疫球蛋白进行被动免疫预防。

乙肝是血源性传染性疾病，已进入输血前全套的"通缉名单"中，也是血液透析室严防死守的疾病之一。血液透析室以乙肝表面抗原阳性为隔离标准，对乙肝患者分区透析。

目前要求对新进入血液透析，或转到另一个血液透析中心的所有患者进行乙肝病毒感染的筛查。为了排除窗口期的影响，新入或输血的患者，在 3 个月内还需完成第二次乙肝病毒感染的筛查。维持性血液透析的患者每半年进行 1 次乙肝病毒感染的筛查。必要时需要检查乙肝病毒的 DNA 复制。

乙肝病毒带来了肝炎三部曲（慢性肝炎—肝硬化—肝癌）。肝硬化和肝癌患者常伴有低蛋白血症，会给血液透析的超滤带来困难。故乙肝病毒 DNA 复制活跃对血液透析患者的生存质量和生存带来极大的威胁。为了阻断乙肝三部曲，长期的抗乙肝病毒药物和定期复查高精度乙肝 DNA 检测是非常必要的。由于药物经肾脏清除，患者可以在医生指导下延长用药间隔期，如每次透析后用药，或每周一次用药。

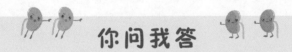

你问我答

1. 肝炎三部曲危害这么大，可以打乙肝疫苗预防吗？

答：已进入血液透析的乙肝五项检查全阴的患者，乙肝疫苗接种要双倍剂量和增加一次注射次数，即每次 2 支共 40 μg，0/1/2/6 月共注射 4 次。

2. 乙肝日常的防护有哪些？

答：乙肝病毒主要通过母婴、血液和性三种途径传播。因此，乙肝妈妈做好生产时新生儿的保护、新生儿出生时打乙肝高效价免疫球蛋白、不共用针头和注射器、不使用未消毒的牙科器械、不参与非法献血、避免不洁性行为等很重要。另外须留意，输血、不洁的文身、穿耳洞以及公用剃须刀等都有感染乙肝病毒的可能。

3. 血液透析患者如何早期发现乙肝病毒感染？

答：主要需定期进行肝功能和乙肝病毒标志物的检查。必要时可在 3 个月内复查或进行乙肝病毒高精度 DNA 的检查。

4. 如果伤口接触有乙肝病毒的血液后怎么办？

答：应立即进行伤口的冲洗和消毒，尽快注射乙肝高效价免疫球蛋白进行被动免疫预防。

5. 抗乙肝病毒药物需要长期服用吗？

答：除少数人使用干扰素可以根治乙肝外，大多数患者还是长期使用药物控制乙肝病毒的复制，并定期行乙肝病毒高精度 DNA 检查。由于药物经肾脏清除减慢，所以血液透析患者可以在医生指导下延长用药间隔期，如每次透析后用药，或每周一次用药。

肝炎未控制	乙肝疫苗
→ 慢性肝炎	→ 已透析者
→ 肝硬化	→ 每次 40 μg（2 支）
→ 肝癌	→ 0/1/2/6 月注射
——肝炎三部曲	→ 共注射 4 次

紧急救治	抗乙肝病毒药物
→ 立即冲洗和消毒伤口	→ 长期治疗
→ 尽快注射乙肝高效价免疫球蛋白	→ 定期复查
	→ 可延长用药间隔期

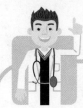

椒盐普通话总结一哈儿：

搞了这么多年，乙肝都不能根治哦。啥子呢？打疫苗从奶娃儿抓起可以消灭乙肝？那我可以打不？已进入血液透析的患者乙肝五项检查全阴，乙肝疫苗接种要双倍剂量和增加 1 次注射次数，即每次 40 μg，0/1/2/6 月共注射 4 次。接触乙肝病毒血液紧急救治咋整？立即冲洗和消毒伤口，尽快注射乙肝高效价免疫球蛋白进行被动免疫预防。平时分区透析就可以了哇？还要定期检查喔。有乙肝，抗乙肝病毒药物要坚持长期吃哇？嗯，因为乙肝的慢性肝炎—肝硬化—肝癌三部曲有点凶，不晓得好久就找到你，就哦嗬了。

（周　莉）

第二节　丙肝的前世今生——此事可待成追忆

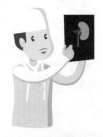

前　世

丙肝病毒，在它藏匿于江湖不为人知的年代，就具有世界流行的趋势。在促红细胞生成素缺乏的中国，血液透析患者经常需要输血；再加之患者免疫力低下，"内忧外患"之下，血液透析室成为丙肝的"重灾区"。

后来丙肝病毒被科学家发现，进入输血前全套的"通缉名单"中，丙肝病毒在血液透析室的流行得到了有效的遏制。目前要求对新进入血液透析，或转到另一个血液透析中心的所有患者进行丙肝病毒感染的筛查。为了排除窗口期的影响，新入或输血的患者，在 3 个月内还需完成第二次丙肝病毒抗体的筛查。维持性血液透析的患者每半年进行 1 次丙肝抗体筛查。必要时需检查丙肝病毒 RNA 的载量。

丙肝病毒不仅带来了肝炎三部曲（慢性肝炎—肝硬化—肝癌），同时也带来了肝脏外的"N"部曲，这其中以混合型冷球蛋白血症最常见，可引起皮肤损伤、关节疼痛和其他神经症状等小插曲。肝硬化后的低蛋白血症，也会给血液透析的超滤带来困难。所以丙肝病毒 RNA 复制活跃对血液透析患者的生存质量和生存带来极大的威胁。

为了阻断肝炎三部曲，长效干扰素加利巴韦林的方案曾给血液透析伴丙肝患者带来治愈的希望。但是对于血液透析患者而言，由于干扰素和利巴韦林的副作用，真正能够耐受并顺利完成疗程达到临床治愈的患者寥寥无几。

今 生

直到 21 世纪，药物研发进入到直接抗丙肝病毒药物治疗的无干扰素方案时代。终于，世界卫生组织（WHO）宣布，在 2030 年消灭丙肝。

国际肾脏病组织（KDIGO）2018 年指南推荐血液透析患者根据丙肝的基因型、病毒载量、药物相互作用、肝纤维化分级、肾移植候选资格以及并发症，个体化选择治疗方案。

悲剧是否会重演？血液透析患者是否又会因为药物的严重并发症而再次成为被丙肝病毒持续攻击的对象呢？所幸的是，直接抗丙肝病毒药物在血液透析患者中的使用经验证实其安全性和有效性，而且药物的使用也是十分省心的：每日 1 次服药，前后 2 次查丙肝病毒 RNA 载量，3~6 个月的治疗疗程，治愈率在 95%~99%。

丙肝病毒 RNA 阴转的血液透析患者，按照国家的新规定，在随访半年后，就可以转到阴性区进行血液透析治疗了。

目前抗丙肝病毒治疗在部分城市已纳入了大病医保。在医保药品谈判中，抗丙肝病毒药物的价格也直降了 85%。即使自费治疗，

1万～4万元的治疗费，相对于今后的肝硬化/肝癌的治疗费，也是非常值得的。

你问我答

1. 肝炎三部曲危害这么大，可以打丙肝疫苗预防吗？

答：目前还没有丙肝疫苗，所以需要做好日常的防护。

2. 丙肝日常的防护有哪些？

答：丙肝病毒主要通过母婴、血液和性三种途径传播。因此，丙肝妈妈做好生产时新生儿的保护、不共用针头和注射器、不使用未消毒的牙科器械、不参与非法献血、避免不洁性行为等很重要。另外需留意，输血、不洁的文身、穿耳洞以及公用剃须刀等都有感染丙肝病毒的可能。

3. 血液透析患者如何早期发现丙肝病毒感染？

答：主要需定期进行肝功能和丙肝病毒抗体的检查。必要时可在3个月内复查或进行丙肝病毒高精度RNA定量检查。

4. 丙肝患者进行抗病毒治疗前需要做哪些检查呢？

答：主要需要检查肝功能、肾功能、血常规、丙肝抗体、丙肝病毒高精度RNA定量、丙肝病毒基因分型、腹部彩超、甲胎蛋白等，以方便医生制定治疗方案。

5. 目前丙肝治疗的疗程和治愈率如何？

答：目前丙肝的药物治疗主要是使用直接抗丙肝病毒药物。每日1次服药，前后2次查丙肝病毒RNA载量，根据不同的药物选择3～6个月的治疗疗程，有95%～99%的治愈率。

6. 我该选用什么样的方案呢？

答：进行相关检查后，医生会根据患者的丙肝基因型、丙肝病毒RNA载量、药物相互作用、肝纤维化分级、肾移植候选资格以及并发症，为患者选择个体化的治疗方案。

丙肝未控制	丙肝疫苗
→ 慢性肝炎 → 肝硬化 → 肝癌 ——肝炎三部曲	→ 没有丙肝疫苗 → 做好日常防护 → 做好定期检查
治疗	抗丙肝病毒药物
→ 直接抗丙肝病毒的无干扰素方案时代 → WHO 宣布 2030 年消灭丙肝	→ 每日 1 次服药 → 前后 2 次查丙肝病毒 RNA 载量 → 疗程 3~6 个月 → 治愈率 95%～99%

（周　莉）

第三节　梅毒，你的检查和判断是正确的吗？

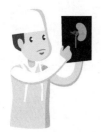

梅毒是由梅毒螺旋体（TP）所引起的一种系统性、全身性慢性传染病，主要通过性接触传染。梅毒的临床表现极为复杂，几乎侵犯全身各器官，造成多器官损害。早期主要侵犯皮肤黏膜，晚期可侵犯血管、中枢神经系统及全身各器官，其危险性极大。根据传染途径的不同，分为后天（获得性）和先天（胎传性）梅毒。又可根据病情的发展而分为早期和晚期梅毒。

血液透析治疗中，梅毒的检测至关重要，梅毒螺旋体侵入人体后，人体免疫系统会产生抗体，临床即利用检测血中的抗体确诊。实验室检查包括：快速血浆反应素试验（RPR）高滴度（＋）、TRUST 高滴度（＋）、梅毒螺旋体 IgM 抗体（＋）或暗视野显微镜下见到可活动的梅毒螺旋体可确诊为梅毒，需进行隔离专用机器进行血液透析。梅毒患者规范治疗 1 年以上，IgM 抗体（－）、RPR 和 TRUST 阴性或低滴度、暗视野显微镜下无梅毒螺旋体，可解除隔离。

但是传染病标志物检测首次转阴还是需在隔离透析治疗区进行 6 个月血液透析，相对固定透析机位，透析日安排第一个透析，且每月 1 次，连续 6 个月监测传染病标志物。传染病标志物持续阴性为 6 个月以上，可安排在相对固定透析机位的普通透析治疗区，最后一个进行透析。转入普通透析治疗区后的 1 个月、3 个月和 6 个月各检测 1 次标志物，持续转阴者按普通透析患者每 6 个月监测 1 次标志物。在此期间，如果患者出现传染病标志物转阳，则转回隔离透析治疗区进行血液透析。

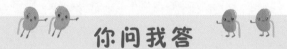

你问我答

1. 怎样判断是否感染梅毒？

答：可进行传染病标志物检测，实验室检查结果判断：RPR 高滴度（＋）、TRUST 高滴度（＋）、梅毒螺旋体 IgM 抗体（＋）或暗视野微镜下见到可活动的梅毒螺旋体，可确诊为梅毒。

2. 感染梅毒怎么办？

答：梅毒可以用长效青霉素治疗，建议及时就医。感染梅毒者，也应同时筛查 HIV、乙肝和丙肝病毒。保持安全的性卫生。

3. 梅毒的传播方式？

答：梅毒可通过性传播、血液传播和母婴传播。

4. 梅毒检查结果显示"TP 阳性"，是确诊了吗？

答：梅毒"TP 阳性"者，是指梅毒初筛试验阳性，需要进一步检测 TRUST 滴度。TP 和 TRUST 同时阳性，还要由皮肤科或传染科医生会诊才能确诊和报疫情卡。由于梅毒临床表现的复杂性，临床医生对梅毒检测结果要综合分析，排除假阳性、假阴性情况，才能做出正确诊断。

5. 正规治疗后梅毒治愈的判断标准是什么？

答：长效青霉素正规规范治疗 1 年以上，IgM 抗体（－）、RPR和 TRUST 阴性或低滴度、暗视野显微镜下无梅毒螺旋体。

梅毒传播途径

→ 性传播、血液传播、母婴传播

梅毒确诊指标

→ 梅毒初筛试验 + TRUST 滴度 + 皮肤科医生或传染科医生会诊

治疗及预防方法

→ 长效青霉素治疗，感染梅毒者需筛查 HIV，注意性卫生，血液透析患者定期抽血检查输血全套

解除隔离治疗的标准

→ 规范治疗 1 年以上，IgM 抗体（－）、RPR 和 TRUST 阴性或低滴度、暗视野显微镜下无梅毒螺旋体

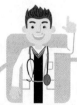

椒盐普通话总结一哈儿：

梅毒！一听到就怕怕。哪个愿意感染梅毒嘛。一定要洁身自好哦。国家要求透析患者每半年抽血检查梅毒初筛试验。该试验阳性者应同时检查 TRUST 滴度，才知道是真阳性还是假阳性。当然得了梅毒也不要自暴自弃，改邪归正，洁身自好，积极配合治疗。长效青霉素效果还是杠杠的。

（樊丹丹、何茂芯）

第四节　艾滋病，离我们并不遥远

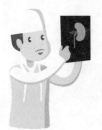

　　艾滋病，即获得性免疫缺陷综合征（AIDS）。其病原体为人类免疫缺陷病毒（HIV），亦称艾滋病病毒。目前艾滋病已成为严重威胁我国公众健康的重要公共卫生问题。截至 2017 年底，全球现存活 HIV 感染者/AIDS 患者 3 690 万，当年新发 HIV 感染者 180 万，有 2 170 万人正在接受高效抗反转录病毒治疗（HAART）。HIV 感染的途径主要为输血、滥用药物（注射途径）及性接触等。血液透析前若不检测 HIV，血液透析过程中就可能通过管路引起 HIV 感染，所以在日常医疗活动中必须做好相关宣教和护理，达到减少感染、预防并发症、提高患者的生存质量的目的。

　　国家要求新入院或其他中心转入的血液透析患者，透析前必须做 HIV 感染的相关检查，并在 3 个月内完成第二次筛查，以排除窗口期影响，以后每 6 个月复查艾滋病相关感染指标，艾滋病患者必须分区分机透析，不得复用透析器。一般要求艾滋病患者在当地传染病医院定点透析。此外，HIV 初筛阳性的患者，应做确诊试验以明确。

 你问我答

1. HIV 的传播途径有哪些？

　　答：主要是血液传播、母婴传播、性接触传播。大家和艾滋病患者拥抱，使用艾滋病患者用过的碗筷、床具等公共用品是不会感染艾滋病的，蚊虫叮咬也不会传染艾滋病。

2. 艾滋病怎么分期？

　　答：分为急性感染期、无症状感染期、艾滋病前期、艾滋病期。

3. 艾滋病诊断标准是什么？

答：①HIV 筛查实验阳性和 HIV 补充实验阳性（核酸定性检测阳性或核酸定量 >5 000 拷贝/ml）。②HIV 分离实验阳性。

4. 如何才能延缓艾滋病的进展呢？

答：HAART 是提高 HIV 感染者生存质量、延长生命的有效方法，更是预防 HIV 传播的重要措施。通过 HAART 和预防机会性感染的相关治疗，可使中青年 HIV 感染者延长 20～50 年的生存时间，几乎可达到正常人的期望寿命。

HIV 传播途径 → 性接触传播、输血传播、母婴传播	**HIV 治疗药物** → 恩曲他滨、富马酸替诺福韦二吡呋酯
治疗 → 抗反转录病毒治疗是目前最有效的方法	**关爱艾滋病患者行动** → 加强宣教、减少歧视、共同"抗艾"

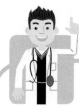

椒盐普通话总结一哈儿：

相信一提到艾滋病大家都谈虎色变，心头还是怕怕的，毕竟每次透析都要把血拉出来清洗一遍。所以为了保护好自己，大家一定要遵守要求定期复查病毒血清标志物，不要以为分机治疗就万无一失了哈。同时要正确认识艾滋病，不要歧视艾滋病患者，正常生活交流是不得传染的，希望大家伸出温暖的手，感动冷漠的心——关爱艾滋病患者，从心沟通开始。

（何茂芯）

第五节 疫苗，为血液透析患者保驾护航

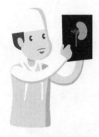

血液透析患者是感染各种经血液传播传染病的高风险人群，血液透析室医护人员亦然。除了手卫生和标准预防，疫苗的接种也是防范的一个重要措施。由于血液透析患者免疫力较低，所以建议接种进口的、灭活的疫苗以增加有效性和安全性。

流感疫苗

流感病毒每年 11 月至次年 3 月在我国流行。严重病例可能危及生命。接种流感疫苗是预防流感及其并发症的最有效方法。由于病毒基因组合经常出现变化，流感疫苗需每年重新研制并接种。血液透析患者应在每年流感高峰期前至少两周接种流感疫苗。流行期间也可以补充预防接种。

肺炎链球菌疫苗

肺炎链球菌引起的侵入性肺炎球菌疾病包括肺炎、败血症、脑膜炎和脓胸，增加患者的住院率和死亡率。血液透析患者为侵入性肺炎球菌疾病的高危人群。建议血液透析患者到社区医院接种肺炎链球菌疫苗（一次接种，预防效果可维持 5 年）。

乙肝疫苗

血液透析患者是乙肝病毒感染的高风险人群。建议在进入透析前完成乙肝疫苗的预防接种（每次 20 μg，0/1/6 月共注射 3 次）。若已进入透析，因患者免疫力低下，接种不易成功，则建议进行乙肝疫苗的加强接种，即每次 2 支药（共 40 μg），0/1/2/6 月共注射 4 次。当抗体滴度低于预期，可注射 1 次乙肝疫苗的增强针。

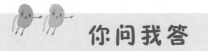

你问我答

1. 血液透析患者为什么要接种疫苗？

答：血液透析患者是感染各种经血液传播传染病的高风险人群。除了手卫生和标准预防，疫苗接种也是防范的重要措施。

2. 血液透析患者需要接种流感疫苗吗？

答：流感病毒每年 11 月至次年 3 月在我国流行。严重病例可能危及患者生命。接种流感疫苗是预防流感及其并发症的最有效方法。建议血液透析患者每年流感高峰期前至少两星期接种流感疫苗。流行期间也可以补充预防接种。

3. 血液透析患者需要接种肺炎疫苗吗？

答：肺部感染是血液透析患者住院和死亡的主要原因之一。肺炎链球菌可引起侵入性肺炎球菌疾病。建议血液透析患者接种肺炎链球菌疫苗（一次接种，预防效果可维持 5 年）。5 年后可再次重复接种。

4. 血液透析患者需要接种乙肝疫苗吗？

答：血液透析患者是乙肝病毒感染的高风险人群。乙肝疫苗接种可有效预防乙肝病毒的感染。建议患者在透析前完成乙肝疫苗的预防接种（每次 20 μg，0/1/6 月共注射 3 次）。若进入透析，因患者免疫力低下，接种不易成功，建议患者进行乙肝疫苗的加强接种，即每次 2 支共 40 μg，0/1/2/6 月共注射 4 次。*

5. 血液透析患者需要接种新型冠状病毒疫苗吗？

答：英国肾脏病协会推荐血液透析患者接种新型冠状病毒疫

---

* 血液透析室医务人员也要求完成乙肝疫苗的预防接种。有些医院要求医务人员的乙肝表面抗体滴度要达到 100 mIU/ml，以保证更强和更持久的预防效果。当抗体滴度低于预期，可注射 1 次乙肝疫苗的增强针。

苗。在我国，因为新型冠状病毒肺炎疫情目前控制良好，新型冠状病毒疫苗未在血液透析患者中做过试验，故目前尚无协会做出相关推荐。患者可个体化做出选择。

> **血液透析患者经血液**
> **传播传染病防范**
> → 手卫生
> → 标准预防
> → 疫苗接种：建议去社区医院注射进口/灭活疫苗

> **疫苗接种**
> → 流感疫苗（甲型/乙型，每年1次）
> → 肺炎链球菌疫苗（每5年1次）
> → 乙肝疫苗（乙肝五项全阴患者）

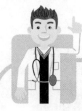

椒盐普通话总结一哈儿：

大家都晓得，血液透析患者天天都在各种经血液传播传染病的风口浪尖上，血液透析室医护人员也一样哦。所以除了手卫生和标准预防外，疫苗的接种也是相当重要。第一套关键词：社区医院＋进口疫苗＋灭活疫苗。第二套关键词：流感＋肺炎＋乙肝疫苗。防患于未然，心动不如行动。这些关键词你掌握了吗？

（周　莉）

第二章

肾性贫血

第一节　促红素，红细胞的催熟剂

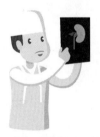

　　贫血是慢性肾脏病（CKD）患者最常见的并发症之一。随着肾功能减退，贫血的发生率逐渐升高，贫血的程度逐步加重。肾脏内分泌功能受损，会导致促红细胞生成素（简称促红素，英文简称EPO）生成不足，主要引起肾性贫血的发生。此外，铁缺乏、感染及炎症、维生素B_{12}缺乏、尿毒症毒素，都可能进一步加重肾性贫血。

　　目前我国非透析及透析CKD患者贫血治疗不是很及时，血红蛋白的达标率也不尽如人意。贫血降低了患者的生存质量，增加了心血管疾病及死亡风险，贫血治疗应尽早和足量。研究证实，重组人促红素可以显著改善患者的生存质量和运动能力，且未显著增加不良事件（高血压、癫痫等）的发生率及因不良反应停药率，并能延缓肾衰竭进程。

非透析和透析 CKD 患者，都应在血红蛋白 < 100 g/L 时启动促红素治疗。血红蛋白治疗的靶目标值为 ≥ 115 g/L，但不推荐 > 130 g/L。依据患者年龄、透析方式及透析时间长短、促红素治疗时间长短以及是否并发其他疾病等情况，靶目标值可适当地进行个体化调整（常为 110 ～ 120 g/L）。初始促红素剂量建议为 100 ～ 150 U/（kg·7d），分 2 ～ 3 次注射，或 10 000 U，每周 1 次，皮下或静脉给药（非血液透析患者一般用皮下注射），次月根据血红蛋白水平等因素调整剂量。接受促红素治疗的患者也可能出现低反应性，一般针对低反应性的特定原因进行治疗，进一步采用个体化治疗方案。

促红素可以减少 CKD 贫血患者输血的机会，缓解贫血相关并发症。但是也可能导致高血压、癫痫、透析通路血栓、肌痛及输液样反应以及重组人促红素抗体介导的纯红细胞再生障碍性贫血等不良反应。因此在促红素治疗期间，应注意监测血压、定期检查红细胞比容、血红蛋白等。如果发生以上不良反应，视情况调整药物剂量或者停药处理。

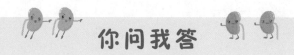

你问我答

1. 血红蛋白是诊断贫血的指标吗？

答：WHO 推荐，居住于海平面水平地区的成年人，男性血红蛋白 < 130 g/L，非妊娠女性血红蛋白 < 120 g/L，妊娠女性 < 110 g/L，即可诊断为贫血。

2. 接受促红素治疗后，贫血就可以立即改善了吗？

答：按照患者体重计算的适量促红素治疗 1 个月后，血红蛋白水平与基线值相比，可能无增加。

3. 血液透析患者可以皮下注射促红素吗？

答：接受血液滤过或血液透析治疗的患者，建议采用静脉或皮下注射方式给药。与等效的静脉给药相比，皮下注射可以降低药物的用量。

4. 癫痫患者可以使用促红素吗？

答：应用重组人促红素治疗的患者，不需担心癫痫发作或担心癫痫发作频率改变而限制患者活动。癫痫病史不是治疗禁忌证。当患者伴有不可控制的高血压或体重增加过多时，应防止治疗过程中的癫痫发作。

5. 使用促红素的血液透析患者需要增加对血管通路的检测吗？

答：使用重组人促红素的血液透析患者，不论其血管通路是自体内瘘还是人造血管，不需增加对血管通路的检测，亦不需增加肝素用量。

贫血危害
→ 降低生存质量
→ 增加心血管疾病风险
→ 增加死亡风险

治疗时机及目标
→ 血红蛋白 < 100 g/L
→ 靶目标值为 ≥ 115 g/L，但不推荐 > 130 g/L

初始剂量及调整
→ 100 ~ 150 U/(kg·7d)，分 2 ~ 3 次注射，或 10 000 U，每周 1 次，根据血红蛋白水平等因素调整

预防不良反应
→ 治疗前认真准备
→ 密切观察用药反应
→ 定期监测指标

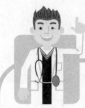

椒盐普通话总结一哈儿：

　　我的老天爷啊！贫血会使体内氧分压降低，致心脏负荷增加，呈现心脏高输出状态，久而久之，将导致左心室肥大，乃至全心扩大和心力衰竭，增加患者病死率。我有贫血，好久开始打这个促红素呢？血红蛋白＜100 g/L 时启动促红素治疗。随便打好多哇？有初始剂量，此后根据情况调整。促红素的不良反应还是有点儿吓人的，那我还打不打呢？不用担心，我们医生在使用促红素治疗之前会认真权衡利弊，处理好各种导致贫血的可逆性因素，包括铁缺乏和炎症状态等。对于既往有卒中史的患者，或 CKD 合并活动性恶性肿瘤的患者，更会慎用。那我好久查一盘＊血哦？初始治疗阶段，至少每月测量血红蛋白一次；维持治疗阶段，非透析患者和腹膜透析患者至少每3个月测量血红蛋白一次，对于血液透析患者，建议每月测量血红蛋白。

（廖周谊）

第二节　静脉铁剂，血液透析患者的首选

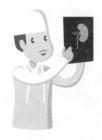

　　铁是合成血红蛋白的基本原料之一。CKD 贫血患者常常存在一定程度的铁缺乏，是导致促红素治疗反应低下的主要原因之一。CKD 患者营养不良致铁摄入减少、消化道出血、化验抽血及血液透析患者管路失血致铁丢失增加（每年丢失 1～2 g 元素

＊　一盘，四川方言，意为一次。

铁），这些因素都可引起绝对铁缺乏。使用促红素后超生理速度的红细胞生成显著增加了铁的需求。此需求超过了储存铁的释放能力及转铁蛋白结合铁转输到骨髓的能力，导致功能性铁缺乏（相对铁缺乏）。此外炎性反应状态可诱导肝脏增加铁调素合成，进而抑制胃肠道铁吸收及利用。

临床上常用血清铁蛋白（SF）作为铁储存状态指标，转铁蛋白饱和度（TSAT）作为铁利用状态指标。但两者特异性均差，又受炎症、营养不良等多种因素影响。因此，必要时辅以血清高敏 C 反应蛋白（hsCRP）及营养不良指标来综合判断结果。血液透析患者每 1～3 个月监测铁状态 1 次，必要时增加铁状态的监测频率。凡使用静脉铁剂的患者，必须在停用静脉铁剂 1 周后，才能取血做上述铁状态指标检测，否则检验结果将受用药影响而失准。

对进行血液透析的 CKD 贫血患者，转铁蛋白饱和度（TSAT）≤ 20% 或（和）铁蛋白≤200 μg/L 时需要补铁，目标值分别为 50% 和 500 μg/L，首选静脉铁剂治疗。初始治疗阶段：一个疗程的蔗糖铁或右旋糖酐铁的剂量常为 1 000 mg（如 100 mg/次，每周 3 次）。一个疗程完成后，铁状态尚未达标，可以再重复治疗一个疗程。维持治疗阶段：当铁状态达标后，给予的剂量和时间间隔应根据患者铁状态、对铁剂的反应、血红蛋白水平、促红素用量、对促红素的反应及近期并发症等情况调整，每周平均需要蔗糖铁或右旋糖酐铁量为 50 mg。

初次使用静脉铁剂治疗时，必须先做过敏试验。无过敏反应才可常规速度滴注，并继续观察有无不良反应。有全身活动性感染及严重肝病时，应禁用静脉铁剂治疗，还应定期检查铁三项，防止铁过载。有效的铁剂补充，可改善贫血，减少促红素剂量。甚至有些轻度贫血患者不使用促红素而用铁剂也能改善贫血。我们还在犹豫什么呢？按需补铁吧！记住，静脉铁剂是血液透析患者补铁的首选。

你问我答

1. 转铁蛋白饱和度是铁利用状态的唯一指标吗？

答：低色素红细胞百分比（正常值＜6%）及网织红细胞血红蛋白含量（正常值为＞29 pg），也可作为铁利用状态的评价指标。

2. 哪些情况需要增加铁状态的监测频率呢？

答：开始促红素治疗时、调整促红素剂量时、有出血存在时、静脉铁剂治疗后监测疗效时、有其他导致铁状态改变的情况如合并炎症时需要增加铁状态的监测频率，以决定是否开始、继续或停止铁剂治疗。

3. 血液透析患者只能静脉补铁吗？

答：血液透析的贫血患者转铁蛋白饱和度≤20%或（和）铁蛋白≤200 μg/L，推荐静脉铁剂治疗，血红蛋白和铁指标达标后也可口服补铁。

4. 静脉铁剂治疗需要做过敏试验吗？

答：初次使用静脉铁剂治疗时，必须按照产品说明书先做过敏试验，无过敏反应患者才可应用。静脉铁剂输注应缓慢。首次输注后要严密观察 1 小时。

5. 严重感染时可以静脉补铁吗？

答：有全身活动性感染及严重肝病时，应禁用静脉铁剂治疗。

铁缺乏因素

→ 营养不良

→ 失血

→ 功能性铁缺乏

→ 炎症反应

评价指标和评估频率

→ 血清铁蛋白和转铁蛋白饱和度

→ 评估频率：每 1~3 个月测 1 次，必要时增加频率

治疗指征

→ 转铁蛋白饱和度 ≤20% 或（和）铁蛋白 ≤200 μg/L 时

注意事项

→ 先做过敏试验

→ 全身活动性感染及严重肝病禁用静脉补铁

→ 防止铁过载

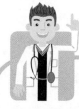

椒盐普通话总结一哈儿：

哎呀！化验抽血、透析管路失血、使用促红素等都会引起铁缺乏噻。我啷个晓得我缺不缺铁呢？临床上常用血清铁蛋白作为铁储存状态指标，转铁蛋白饱和度作为铁利用状态指标。好久抽一盘血哦？血液透析患者每 1~3 个月监测铁状态 1 次，必要时增加铁状态的监测频率。使用静脉铁剂的患者，必须在停用静脉铁剂 1 周后才能取血。我到底需不需要补铁嘛？血液透析患者转铁蛋白饱和度 ≤20% 或（和）铁蛋白 ≤200 μg/L 时就需要补铁，首选静脉铁剂治疗。我要输好多铁剂呢？分为初始和维持两个阶段，每次用量遵医嘱。首次使用必须做过敏试验。使用静脉铁剂者还应防止铁过载，铁过载会导致内脏含铁血黄素沉积，需要定期检查铁三项。

（廖周谊）

第三节　输血治疗，紧急之需

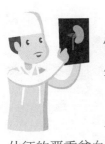

伴有肾性贫血又想等待器官移植的患者，在病情允许的情况下应尽量避免输注红细胞，以减少发生输血反应或者同种致敏的风险。

红细胞成分输血的指征应遵循输血法，并参考患者具体情况来定，包括：已出现贫血相关症状及体征的严重贫血者；急性失血致血流动力学不稳定者；手术失血需要补充血容量者；伴慢性失血的促红素不敏感患者。

红细胞成分输血时应遵从以下原则：①确定贫血的性质及纠正的可能性，使可纠正的贫血得到相应的治疗。②确定通过红细胞成分输血可以减轻相应症状及体征，如果输注红细胞不能减轻症状及体征，则不要输血。

慢性贫血治疗时，需要权衡红细胞成分输血治疗和促红素治疗的利弊，出现下列情况时可进行红细胞成分输血治疗：①促红素治疗无效（如血红蛋白病、骨髓衰竭、促红素耐药）。②促红素治疗的风险超过其治疗获益（如既往或现在患有恶性肿瘤，既往有卒中史）。③不能仅根据血红蛋白的变化来判断非急性贫血 CKD 患者是否需要输血治疗，而应根据贫血所导致的症状来判断。

输血治疗需注意：血红蛋白 ≥100 g/L 时，不推荐输血；患者血红蛋白 <70 g/L，血容量基本正常或低血容量已被纠正，需要提高血液携氧能力时应考虑输血；因红细胞破坏过多、丢失或生成障碍引起的慢性贫血，血红蛋白 <60 g/L，并伴有缺氧症状时可考虑输血；患者不能耐受贫血所带来的心肌缺氧或心功能衰竭，安静时心率 >100 次/分，活动后心率 >120 次/分或出现奔马律时可考虑输血；高危患者（年龄 >65 岁，合并心血管或呼吸道疾病患者）对贫血耐受性差，血红蛋白 < 80 g/L 时可考虑输血；紧急情况下，当输注红细胞的利大于弊时，可考虑输注红细胞治疗。这些情况包括：需要快速纠正贫血来稳定患者全身情况时（如急性出血、冠心病不稳定型心绞痛）；术前需要快速纠正血红蛋白水平时。

输血相关风险包括溶血反应、发热反应、过敏反应、急性肺损伤、枸橼酸盐中毒和高钾血症、移植物抗宿主病、病毒传播和血液污染等。因此我们提倡在衡量输血治疗与其他贫血治疗方式的利弊之后，应谨慎选择，仅供紧急之需。

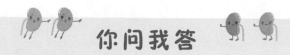

你问我答

1. 肾性贫血就需要输血吗？

答：对于肾性贫血治疗，在病情允许的情况下应尽量避免输注红细胞，减少输血反应的风险。

2. 促红素治疗无效的慢性贫血可以输血吗？

答：慢性贫血时，促红素治疗无效（如血红蛋白病、骨髓衰竭、促红素耐药），可以进行红细胞成分输血治疗。

3. 血红蛋白值降得多，需要输血吗？

答：不能仅根据血红蛋白的变化来判断非急性贫血 CKD 患者是否需要输血治疗，而应根据贫血所导致的症状来判断。

4. 输血的紧急情况有哪些？

答：紧急情况下，当输注红细胞的利大于弊时，可考虑输注红细胞治疗。这些情况包括：需要快速纠正贫血来稳定患者全身情况时（如急性出血、冠心病不稳定型心绞痛）；术前需要快速纠正血红蛋白水平时。

5. 输血相关风险有哪些？

答：输血相关风险包括溶血反应、发热反应、过敏反应、急性肺损伤、枸橼酸盐中毒和高钾血症、移植物抗宿主病、病毒传播和血液污染等。

输血原则
→ 肾性贫血治疗，病情允许，尽量避免
→ 适合器官移植，病情允许，尽量避免

成分输血指征和原则
→ 指征：遵循输血法并参考患者具体情况来定
→ 原则：确定贫血的性质及纠正的可能性；确定可以减轻相应症状及体征

紧急输血情况
→ 需要快速纠正贫血来稳定患者全身情况（如急性出血）；术前需要快速纠正血红蛋白水平时

输血相关风险
→ 溶血反应、发热反应、过敏反应、急性肺损伤、枸橼酸盐中毒和高钾血症、移植物抗宿主病等

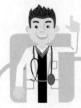

椒盐普通话总结一哈儿：

说了那么多，牛皮不是乱吹的，血是不能乱输的哦。尤其是二天*要准备肾移植的患者。在病情允许的情况下，要避免输注红细胞，万一发生同种致敏，那就哦嗬上了。记倒起哈，红细胞成分输血要遵循输血法并参考病情，权衡利弊，而且输血风险还是有的。输血治疗，应该作为紧急之需的贫血治疗哈。

（廖周谊）

---

* 二天，四川方言，意为今后。

第三章

肾性骨病

第一节　钙，双刃剑

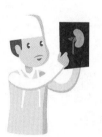

2017 年慢性肾脏病—矿物质骨异常指南更新中建议 CKD5 期（慢性肾脏病 5 期）患者血钙维持在正常范围 2.1～2.5 mmol/L，低钙血症发生率伴随着肾功能下降会逐渐升高，是 CKD 患者常见的早期矿物质代谢异常之一。从 CKD3 期开始，伴随着肾功能的下降，体内维生素 D 缺乏导致肠道钙吸收减少，血钙水平逐渐降低，低血钙发生率逐渐升高。CKD 患者出现低钙血症的主要原因有：钙摄入减少，患者食欲下降，使其饮食摄入减少，导致钙摄入减少；钙吸收减少，活性维生素 D 缺乏，使肠道对钙的吸收减少；药物的不恰当使用，如拟钙剂、抗骨吸收的制剂（降钙素、双磷酸盐）等的使用。这种情况一般发生在继发性甲状旁腺功能亢进症（中文简称继发性甲旁亢，英文简称 SHPT）疾病较严重的患者身上。如果一味采用拟钙剂治疗，就有低钙血症的风险。若患者的血清白蛋白低于40 g/L时，就需要将血钙换算为校正钙，校正钙的计算公式：校正钙（mmol/L）＝总血钙（mmol/L）＋0.02×［40－血清白蛋白（g/L）］。校正钙较低的血液透析患者，易引起喉肌痉挛致窒息、心搏骤停。因此，低钙需要严格监控，不能低钙！简单来说，钙低了，甲状旁腺激素（PTH）就来帮忙了。但PTH分泌失控了，低钙就变成高钙了。所以对于肾衰竭患者，总是低钙先行，高钙随后。血钙＞2.5 mmol/L又称高钙血症，会引起全身多处钙化，当血钙＞2.75 mmol/L时，全因死亡率增加10%，长时间高钙应先排除多发性骨髓瘤等肿瘤的可能。

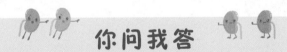

你问我答

1. 对于SHPT患者，选用活性维生素D治疗时需要考虑血钙的影响吗？

答：需要，常用药物骨化三醇注射液不经胃肠道吸收，相比口服骨化三醇对血钙影响更小，是血液透析SHPT患者相对好的选择。对于伴糖尿病、高血压、血管钙化等高风险因素的SHPT患者，应首先考虑选择性维生素D受体激动剂（如帕立骨化醇），其有效降低PTH的同时对血钙影响更小，延缓血管钙化进程，长期使用对血液透析患者生存率有提升。

2. 高钙血症发生血管钙化早期应该怎么评估呢？

答：当患者存在血管或心脏瓣膜钙化的时候，心血管疾病的风险就很高，且往往预示预后不良。腹部平片可以检测是否存在血管钙化，超声心动图可以检测是否存在心脏瓣膜钙化，而冠状动脉钙化评分可以评估心血管的钙化情况。

钙的存在形式

→ 骨骼

→ 牙齿

→ 骨骼之外仅占 1%

低钙血症的危害

→ 手足抽搐

→ 肾性骨病

→ SHPT

→ 心律失常

高钙血症的危害

→ 转移性钙化

→ 血管、组织钙化

→ 心血管、心脏瓣膜钙化

口诀

→ 轻度低钙限磷食；手足抽搐
输钙糖；宁慢勿快保心脏；
升钙药物双刃剑；严防高钙
把命丧

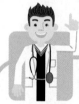

椒盐普通话总结一哈儿：

不骗你，高钙低钙都要命啊！稍微有点低钙就先限磷饮食哈，升钙药不要整猛了，到时整成高钙血症就哦嗬了。

（刘司南、李巧）

第二节　磷的控制，三驾马车齐头并进

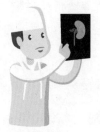

　　磷作为一种微量元素，存在于每个人体内。人体内大约含磷 700 g，其中近 600 g 存在于骨骼里，仅剩的 100 g 存在于骨骼外。而这 100 g 存在于骨骼外的磷，绝大多数储存在细胞内，在细胞外流动的仅有 5 g 多一点。想要控制好磷必须三管齐下，也就是从透析（dialysis）、饮食（diet）、药物（drug）三个方面入手，教导患者围绕自身磷的状况作一个详细而全面的 3D 综合管理。透析：一周 3 次肯定不能少，满足充分的透析是第一位。饮食：低磷饮食，选择磷蛋（白）比低的食物，选择植物蛋白好于动物蛋白，选择有机磷好于无机磷。饮食控制是最关键的一步。药物：CKD 5 期血液透析患者，存在钙、磷紊乱的风险很高。其中内源性磷和外源性磷都是血磷升高的主要来源。内源性磷主要来自骨骼当中的磷释放入血。比较常用的是静脉用骨化三醇和选择性维生素 D 等药物。只要把握好用药指征，这两类药物以及拟钙剂都可有效降低患者的 PTH，纠正异常的骨转运，减少骨磷释放，降低血磷。外源性磷主要来自胃肠道，从食物中吸收入血，可以通过磷结合剂来控制外源性磷。

 你问我答

1. 高磷血症最危险的危害是什么呢？

答：有证据显示，高磷血症是 CKD 患者血管钙化，尤其是冠状动脉钙化的独立危险因素。高磷血症可增加血液透析患者的全因死亡率。

2. 透析排磷取决于什么？

答：透析排磷主要取决于透析时间而非透析方式。磷虽然是小分子毒素，但是具有中大分子毒素的特性。中大分子毒素可以通过升级高效或高通量滤器，在常规时间用血液滤过或血液透析滤过增加其清除量。

3. 有哪些磷结合剂药物呢？

答：含钙、磷结合剂包括碳酸钙和醋酸钙。非含钙、磷结合剂包括司维拉姆和碳酸镧咀嚼片等。

4. 磷结合剂应如何选择呢？

答：2017 KDIGO 指南已经限制含钙的磷结合剂使用，建议使用非含钙、非含铝的磷结合剂。

5. 透析患者应如何选择低磷的食物呢？

答：透析患者在透析过程中会丢失一部分蛋白质，需要从食物中补充。但蛋白质含量越高的食物，磷含量也会越高，所以选择蛋白质含量较高且磷含量又不高的食物非常重要。植物蛋白的磷含量就比动物蛋白的低且蛋白质丰富，如一些豆类。而坚果类（瓜子、花生、核桃等）和加工食品（汉堡、火腿、可乐等）含磷量较高。还有一些降磷妙招，如肉类和蔬菜类用水过一道再烹饪，吃鸡蛋时只吃蛋白弃蛋黄，也能减少磷的摄入。

3D 综合管理	最关键的一步
→ 充分的透析 → 低磷饮食 → 药物治疗	→ 低磷饮食

充分透析	磷结合剂的分类
→ 认认真真地做好每周 3 次、每次 4 个小时的常规透析，不要经常无故早退，更不要无故缺席	→ 含钙的磷结合剂 → 非含钙的磷结合剂

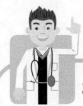

椒盐普通话总结一哈儿：

　　控制高磷血症，透析、低磷饮食、药物样样都不能少哈，饮食控制是关键，嘴巴要管到起，透析要按时去，不要无缘无故就不来，药要按时按量吃。

（刘司南、李巧）

第三节　磷的饮食控制，管住嘴

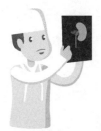

　　CKD 患者由于肾功能受损，磷排泄受限，在疾病早期便出现磷蓄积。随着疾病的进展，磷蓄积逐渐加重。因此高磷血症是终末期慢性肾脏病患者常见的并发症。对于接受透析的患者而言，减少磷的摄入（饮食降磷）对于控制高磷血症和防治慢性肾脏病骨矿物质代谢异常非常重要。而磷大多隐匿在日常中的食物中被人摄入，几乎所有食物中都含磷，含磷的食物大致分为十类：谷物类、油脂类、干豆种子及坚果类、淀粉质根茎类、家畜家禽类、水产食品类、蔬菜类、水果类、蛋与乳类和其他类。所以只要张口吃饭，磷就会随着营养物质的吸收进入体内，管住嘴是关键。特别是高蛋白食物中，也就是肉、蛋、奶中磷含量高，偏偏透析患者又需要摄入优质高蛋白饮食，要怎么吃才科学呢？那只能选个折中的方式咯。那就讲究一下磷蛋（白）比值。磷蛋（白）比值越低，在没有添加剂的干扰情况下，说明食物中蛋白质含量高而磷含量低，越不易引起高磷血症。

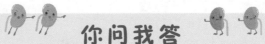

你问我答

1. 磷蛋（白）比值应该如何计算呢？

答：磷蛋（白）比值 = $\dfrac{食物中的磷}{食物中的蛋白质}$

在此公式中，食物中的磷的单位为 mg，蛋白质的单位为 g。按照此公式计算，一个鸡蛋中蛋清和蛋黄的磷蛋（白）比值都有所不同，蛋清的磷蛋（白）比值仅为 1.4 mg/g，而蛋黄却高达 23 mg/g，蛋黄是典型的高磷食物。

2. 为什么人体对植物蛋白中磷的吸收率比动物蛋白中的磷的吸收率低呢？

答：因为植物蛋白中的磷主要以肌醇六磷酸的形式存在，而人体肠道缺乏分解肌醇六磷酸的酶，导致人体对大豆蛋白等植物蛋白中的磷吸收率远低于动物蛋白中的磷吸收率。

3. 有没有什么办法可以去除食物中的磷呢？

答：瘦肉加工方法，把瘦肉切成小块，用白水煮透沥干或适度挤干肉中的汤汁后，可使肉中的磷明显减少，其中的磷蛋（白）比值也会低很多。

大豆加工方法：大豆本身磷蛋（白）比值偏高，但经过加工成豆腐、豆腐皮等豆制品后，由于加工过程中磷会流失掉一部分，因此豆制品的磷蛋（白）比值也会相对应地降低。

大米加工方法：传统的捞米饭，含磷较少。

蔬菜加工方法：用水煮一道再进行烹饪，其中的磷含量也减少了。

磷蓄积的三部曲

→ 肾衰竭
→ 高磷血症
→ 并发症

磷分类

→ 有机磷
→ 无机磷

磷的吸收率

→ 在摄入同等量的蛋白质的情况下，吃大豆蛋白等植物蛋白要比吃动物蛋白的磷吸收量少。人体对动物蛋白中磷的吸收率约50%，植物蛋白中的磷吸收率仅约30%

重点关注

→ 无机磷很容易被消化道吸收入血，吸收率在90%以上，是动物蛋白中磷的2倍，是植物蛋白中磷的3倍

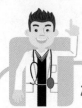

椒盐普通话总结一哈儿：

要想控制住磷，饮食管理是关键，该吃的吃，不该吃的千万不要吃，啥子瓜子、花生、核桃吃不得，可乐也喝不得，牛奶要喝低脂的，最好是喝豆浆。磷整高了后果有点严重，并发症一抹多*，一不小心就哦嗬了。

（刘司南、李巧）

---

* 一抹多，四川方言，意为许多。

第四节　甲状旁腺激素，高不成低不就

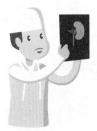

　　甲状旁腺激素（PTH）是一种多肽类激素，生理作用主要是调节钙、磷的代谢和骨骼细胞的活性。PTH 可以促进肠道钙的吸收和肾脏磷的排泄，可以提高破骨细胞的活性，促进骨的吸收。血液中的 PTH 过高过低都会引起不正常的生理表现。肾衰竭时，会出现低钙高磷血症，同时体内活性维生素 D_3 也会减少。机体为适应这种变化，促使 PTH 分泌增加。开始只是适应性 PTH 升高，当这些刺激因素不能得到纠正而持续存在时，甲状旁腺细胞就会像脱缰的野马不断野蛮式地生长，产生大量的 PTH 释放入血，从而引起 SHPT，我们体内的钙、磷代谢就会发生紊乱，带来一系列临床症状，如骨关节疼痛、骨折、皮肤瘙痒、贫血、精神状态改变等。如果不及时加以控制和治疗，还会发生骨骼畸形、皮肤钙化、心包钙化等严重后果。如果患者血 PTH 水平低于正常值，应减少抑制 PTH 分泌的药物或适当降低血钙，如使用低钙透析液或者避免使用含钙的磷结合剂。

　　肾衰竭患者容易出现血 PTH 水平升高，所以我们需要定期监测血 PTH 水平。药物治疗期间，建议每 2 周监测 1 次血钙、血磷水平，稳定后可每月测 1 次。血 PTH 水平则需要每月测 1 次，稳定后每 3 个月测 1 次。如发现血 PTH 水平异常升高，要及时寻找原因加以纠正和治疗。

你问我答

1. 当血 PTH 水平持续升高，发生 SHPT 时应如何治疗？

答：SHPT 需要综合性的管理，其中重点是控制高磷血症，维持正常血钙，控制升高的血 PTH 水平，预防和治疗异位钙化几方面，只有做到了对 PTH、钙、磷三者的综合管理，才能更好地延缓 SHPT 疾病的发展。

2. 发生 SHPT 时有哪些治疗方式？

答：（1）药物治疗。当 PTH ＜ 1 000 pg/ml 时，可选择活性维生素 D、选择性维生素 D、拟钙剂等治疗。PTH ＞ 1 000 pg/ml，药物治疗无效，酌情考虑手术治疗。

（2）手术治疗。下列情况时，建议行甲状旁腺切除术。①CKD G3a-G5D 期合并药物治疗无效的严重 SHPT 患者。②全段甲状旁腺激素（iPTH）持续＞800 pg/ml（正常值 16～62 pg/ml）。③药物治疗无效的持续性高钙和（或）高磷血症。④具备至少一项甲状旁腺增大的影像学证据，如高频彩色超声显示甲状旁腺增大，直径＞1 cm 并且有丰富的血流。⑤以往对活性维生素 D 及其他类似药物治疗抵抗。

3. 维生素 D 与肾脏有什么关系？

答：肾脏的一个重要功能是把人体摄入的维生素 D 转化成活性维生素 D，但当肾功能被破坏以后，维生素 D 就无法转化了。维生素 D 有一个重要的作用就是促进胃肠道钙的吸收，所以肾功能损坏后，维生素 D 无法转化，因此钙也无法吸收，导致血钙水平也下降了，最后导致血磷生化异常，表现为高磷血症、低钙血症和 SHPT。

4. 活性维生素 D 应如何选择？

答：选择性活性维生素 D 与非选择性活性维生素 D 相比，降低血 PTH 水平的作用更强，而且发生高钙的风险相对较小。而当低钙血症纠正后，选择性维生素 D 也无法将血 PTH 水平很好地降下来时，可加用拟钙剂，此时则需要防止血钙过低。其副作用为加重高钙血症和高磷血症。

（1）常用选择性维生素 D 帕立骨化醇起始剂量为血 PTH 水平（pg/ml）除以 100 或 120（见表 1）。

表1　常用选择性维生素 D 帕立骨化醇起始剂量表

血 PTH 水平（pg/ml）	每次血液透析起始剂量（μg）
300～1 000	5 μg/次起始，一周三次
1 000～1 500	10 μg/次起始，一周三次
>1 500	15 μg/次起始，一周三次

（2）常用活性维生素 D 骨化三醇 KDOQI 指南推荐的血液透析患者初始剂量（每周 3 次，见表 2）

表2　常用活性维生素 D 骨化三醇 KDOQI 指南推荐的血液透析患者初始剂量表

PTH/（pg/ml）或［pmol/L］	血钙/（mg/dL）或［mmol/L］	血磷/（mg/dL）或［mmol/L］	钙磷乘积/（mg^2/dL^2）或［$mmol^2/L^2$］	活性维生素 D 骨化三醇 剂量/μg
300～600 ［33～66］	<9.5 ［2.37］	<5.5 ［1.78］	<55 ［245］	注射：0.5～1.5 口服：0.5～1.5
600～1 000 ［66～110］	<9.5 ［2.37］	<5.5 ［1.78］	<55 ［245］	注射：1.0～3.0 口服：0.5～4.0
>1 000 ［>110］	<10 ［2.5］	<5.5 ［1.78］	<55 ［245］	注射：3.0～5.0 口服：3.0～7.0

PTH 的生理作用
→ 调整钙、磷代谢
→ 调节骨骼细胞的活性

血 PTH 水平过高
→ 骨关节疼痛、骨折、皮肤瘙痒、贫血、皮肤钙化、心包钙化等

血 PTH 水平过低	定期监测血 PTH 水平的重要性
→ 无动力性骨病 → 骨软化	→ 在使用药物治疗 SHPT 时每 2 周监测 1 次血钙、血磷水平，稳定后可每月测 1 次。血 PTH 水平则需要每月测 1 次。稳定后每 3 个月测 1 次

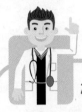

椒盐普通话总结一哈儿：

　　PTH 真的是个很重要的东西，它不仅可以调节钙、磷代谢，还可以调节骨骼细胞活性，高了低了都要不得，啥子骨关节疼痛、骨折、皮肤瘙痒、贫血、皮肤钙化、心包钙化、无动力性骨病不晓得哪天就找到你了，这下就哦嗬了。

（刘司南、李巧）

第五节　肾性骨营养不良，隔着口袋逮猫

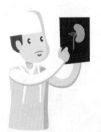

　　肾性骨营养不良（又称肾性骨病，英文简称 ROD）是维持性血液透析患者最常见的合并症之一。肾性骨病系指发生于各种慢性肾脏病的骨代谢性疾病，以骨质疏松、骨软化、骨性佝偻病、骨硬化、软组织钙化、骨滑脱、骨畸形和病理性骨折为临床特征。肾脏可称之为人体骨骼健康的"司令部"之一，因为肾性骨病可发生在肾脏病变的任何阶段。尿毒症期患者 100% 有肾性

骨病存在。已有文献报告，CKD透析患者中，30%～60%的患者反复遭受高磷血症及其所引发的一系列症状的困扰。升高的血磷是CKD矿物质和骨异常的主要原因，进而可导致高钙血症、甲状旁腺功能亢进症、冠心病和肾性骨病等并发症。因此，严格管理CKD血液透析患者的血磷是极其重要的。生化异常包含低钙血症和高磷血症，人体为了保持血钙水平，就会把骨头的钙释放到血里头，然后就会出现高或低转运骨病等相关病症。肾性骨病患者有临床症状者不多，尿毒症患者有骨酸痛等的比例不到10%。临床症状较骨组织学和X线改变晚，故骨活检是诊断肾性骨病的金标准。但由于其为有创性检查，且技术要求较高，在临床应用受限。肾性骨病可通过临床症状、化验检查（包括骨代谢指标）、骨密度测定等检查结果，做出临床诊断，及时进行防治。

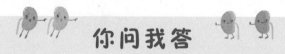

你问我答

1. 为什么尿毒症患者会引起肾性骨病呢？

答：因为人体中含有维生素D_3，只有经过我们肾脏的进一步加工，维生素D_3才能成为具有生理活性的维生素D_3。而骨骼中的钙、磷利用，肠道中的钙、磷吸收和排泄都受活性维生素D_3调控，所以肾脏可称之为人体骨骼健康的管家。若肾脏功能出现减退，患者就容易合并骨病。为此，尿毒症患者更是几乎100%存在骨病，我们称为肾性骨病。

2. 肾性骨病有些什么危害呢？

答：随着透析患者尿量减少甚至消失，高血磷、低血钙持续存在，动员骨钙释放，各种病症恶性循环，最后导致骨质中钙的含量越来越低，骨质疏松越来越严重。为此，患者出现骨折的风险就大大增加。维生素D缺乏及其维生素D受体活性低下，均可导致高血压、心血管钙化、血管平滑肌增生和纤维化，最终导致心肌和动脉变厚、冠心病和左心室肥大，极大地增加了患者心肌梗死和心源性猝死风险。

3. 肾性骨病应该如何治疗呢？

答：降低血磷（包括充分的透析、低磷饮食、合理使用磷结合剂），纠正低钙血症，补充钙剂，使用骨化三醇、帕立骨化醇、西那卡塞等药物把 PTH 控制在目标范围内。当药物治疗效果不佳时可以考虑手术治疗和肾移植。

发病机制

→ 高磷
→ 低钙
→ 高 PTH

分类

→ 按病理生理分类：1. 高转运骨病。2. 低转运骨病
→ 按解剖分类：1. 纤维囊性骨炎。2. 无动力性骨病。3. 软骨病
→ 按病因学分类：1. 甲状旁腺功能亢进。2. 甲状旁腺功能低下。3. 活性维生素 D_3 缺乏

诊断

→ 诊断肾性骨病的金标准：骨活检
→ 辅助检查：临床症状、化验检查、骨密度测定、同位素 $^{99m}T_c$

CKD 矿物质和骨代谢异常

→ 生化异常（钙、磷代谢异常）
→ 骨病（肾性骨病）
→ 钙化（异位钙化）
环环相扣、紧密联系

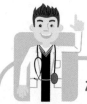

椒盐普通话总结一哈儿：

肾性骨病就是钙、磷代谢紊乱引发的并发症之一，到时你就晓得咯，等会就喊爬楼梯痛、无缘无故的颈椎痛咯，骨头被掏空了，咋个不骨折嘛，钙、磷、PTH 必须三管齐下才能按得下来哈，做到早预防、早诊断、早治疗。

（刘司南、李巧）

第六节　继发性甲旁亢：肾性骨病之刻骨铭心的痛

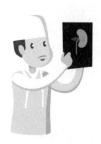

曾有一位肾脏科专家提出，对于血液透析伴继发性甲旁亢患者来说，有一种痛，叫"刻骨铭心"。"刻骨"指的是肾性骨病伴发的严重骨痛和行动障碍，"铭心"指的是继发性甲旁亢的心血管钙化引发心血管事件，甚至威胁生命。

目前我国血液透析在透患者有 63 万多。患者的 PTH、血钙和血磷的达标率不尽如人意。继发性甲旁亢的肾性骨病和心血管钙化是血液透析患者面临的"刻骨铭心"的并发症。骨痛严重降低了血液透析患者的生存质量。而心血管疾病在血液透析患者的死因中占据首位。心血管钙化相关的心血管并发症严重威胁到患者的存活。拟钙剂、骨化三醇和选择性维生素 D 受体激动剂（帕立骨化醇）是目前治疗肾性骨病的一线药物。

对于中到重度的继发性甲旁亢患者，大剂量口服和静脉应用骨化三醇均可改善骨痛，降低 PTH 水平。但这种非选择性的骨化三醇会增加肠道钙、磷的吸收，从而增加心血管钙化的风险。所谓缓解了"刻骨"，但是没有阻断"铭心"。

解决这个困局，去痛而不铭心，拟钙剂和帕立骨化醇应该是非常棒的选择。

帕立骨化醇是选择性维生素 D 受体激动剂。可选择性作用于甲状旁腺抑制 PTH 的合成，对胃肠道钙、磷吸收的影响较小。帕立骨化醇还能上调甲状旁腺内的钙敏感性受体抑制 PTH 的分泌。双重机制使帕立骨化醇作用更强，对骨化三醇抵抗的患者都可能依然有效。同时帕立骨化醇也能够直接作用于骨细胞以维持骨体积并改善骨矿化表面，对肾性骨病的骨痛有快速和持久的疗效。最近的研究提示，帕立骨化醇还能通过多种信号途径，减少血液透析患者的血管钙化。也就是说，帕立骨化醇既缓解了"刻骨"，又阻断了"铭心"，实乃一箭双雕。

拟钙剂能激活甲状旁腺中的钙敏感受体，从而降低 PTH 的分泌。临床研究证实拟钙剂可降低患者心血管事件终点和死亡率，降低血钙，降低成纤维细胞生长因子 23（FGF23），改善骨代谢，延缓心脏瓣膜钙化。因此，拟钙剂也是既缓解"刻骨"又阻断"铭心"的一箭双雕的好药。西那卡塞在剂量较大时，其低钙血症、胃肠道（主要是恶心、呕吐）和神经系统的副作用也会随之增加，可能会影响其剂量的递增。可联合小剂量的骨化三醇以减少低钙血症等副作用。

你还在等什么呢？快试一试用拟钙剂和帕立骨化醇来治疗继发性甲旁亢患者的"刻骨铭心"的痛吧。

你问我答

1. 血液透析继发性甲旁亢的肾性骨病患者会骨痛吗？

答：肾性骨病可伴发严重骨痛和行动障碍，严重的病例甚至需要坐轮椅，疼痛严重到静息痛并影响睡眠。

2. 血液透析继发性甲旁亢的肾性骨病会导致心血管并发症吗？

答：肾性骨病可加重心血管钙化，引发心血管事件（如冠心病、心肌梗死、心脏瓣膜钙化相关的心力衰竭、低血压）、脑血管事件、下肢动脉狭窄和闭塞、皮肤钙化防御等，甚至威胁患者生命。

3. 大剂量骨化三醇可以治疗肾性骨病的骨痛吗？

答：大剂量口服和静脉应用骨化三醇是中重度肾性骨病的标准用药，可改善骨痛，但可能会增加心血管钙化的风险。

4. 拟钙剂可以治疗肾性骨病的骨痛吗？

答：拟钙剂既能降低 PTH 的分泌，又能降低血钙，降低 FGF23，改善骨代谢，缓解骨痛，延缓心脏瓣膜钙化，从而降低患者心血管终点事件和死亡率。也就是说，既缓解了肾性骨病的骨痛，又不增加心脏钙化的风险。

5. 帕立骨化醇可以治疗肾性骨病的骨痛吗？

答：帕立骨化醇是选择性维生素 D 受体激动剂，可降低 PTH 的合成和分泌，又能缓解骨痛。帕立骨化醇还能通过多种信号途径，减少血液透析患者的血管钙化。也就是说，既缓解了肾性骨病的骨痛，又不增加心脏钙化的风险。

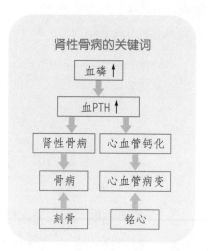

肾性骨病各项指标达标率低
→ 钙 57.6%
→ 磷 37.7%
→ PTH 59%
→ 多伴骨痛
→ 心血管钙化引起死亡多

肾性骨病的关键词
血磷↑
血PTH↑
肾性骨病　心血管钙化
骨病　心血管病变
刻骨　铭心

肾性骨病一线用药

→ 骨化三醇

→ 帕立骨化醇

→ 拟钙剂（西那卡塞）

**止骨痛且不增加
心血管钙化风险的药物**

→ 小剂量骨化三醇

→ 帕立骨化醇

→ 拟钙剂（西那卡塞）

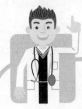

椒盐普通话总结一哈儿：

　　肾性骨病你懂得起叫。肾性骨病有一种痛，叫"刻骨铭心"。"刻骨"指的是肾性骨病伴发的严重骨痛和行动障碍，甚至严重到坐轮椅和整夜痛得打不着瞌睡。"铭心"指的是继发性甲旁亢的心血管钙化，可引发心血管事件，甚至小命堪忧。大剂量口服和静脉应用骨化三醇是中重度肾性骨病的标准用药，可改善骨痛，但有可能增加心血管钙化的风险。为解决这个困局，去痛而不"铭心"，拟钙剂或帕立骨化醇应该是一箭双雕的选择，虽然药有点小贵。你，心动了没？

（周　莉）

第七节　甲状旁腺切除术，冒小风险求一劳永逸

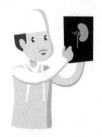

甲状旁腺位于甲状腺附近，呈圆形或椭圆形，一般分为上下两对，每个重35～50 mg。甲状旁腺为内分泌腺之一，分泌 PTH 使骨钙释出入血，由肾排出体外。甲状旁腺的靶器官是骨和肾，可调节血钙平衡。甲状旁腺分泌功能亢进会引起血钙和血磷的比例失调，导致严重代谢紊乱的疾病。

甲状旁腺功能亢进（简称甲旁亢）分为三种：

（1）原发性甲旁亢。多为甲状旁腺腺瘤所致。

（2）继发性甲旁亢。各种原因导致长期维生素 D 水平降低、高磷血症、低钙血症，继发引起甲状旁腺增生。主要见于慢性肾功能不全患者。

（3）三发性甲旁亢。在继发性甲旁亢的基础上，甲状旁腺由增生转为自主分泌甲状旁腺激素的腺瘤。主要见于终末期肾脏病长期维持性血液透析患者。

高水平 PTH 可导致 CKD 患者死亡风险增加，甲旁亢需要多学科（肾脏内科、内分泌科、甲状腺外科、核医学科、营养科）参与综合治疗，才能使患者病情获得缓解。三发性甲旁亢首选外科手术治疗。甲状旁腺切除术（PTX）治疗 CKD 患者继发性甲旁亢的短期和长期疗效确切，是治疗 CKD 患者难治性甲旁亢安全而有效的手段。目前主流的甲状旁腺手术的方式为甲状旁腺全切除，是否自体移植。术前行 MIBI 核素显像与 CT 融合有利于术前甲状旁腺结节的定位，提高手术成功率。

甲状旁腺全切术需要由熟练的甲状腺外科医生完成，并仔细行围手术期的观察。手术并发症有：患者麻醉不耐受/麻醉风险、喉

返神经损伤、气管塌陷、气管内痰液阻塞、术后出血/窒息、术后严重低钙血症、术后长期低钙血症。这些严重并发症发生概率很低。

比较常见的术后并发症是一过性无症状性低钙血症，通常通过静脉补钙、口服补钙和补充骨化三醇就可以纠正。鼓励术后患者开放高钙、高磷饮食，如奶、海鲜、豆类和肉类等，严重低血钙患者需要静脉输入钙剂，应稀释 >1∶2，防止发生药物外渗；尤其是血管不好的和老年患者，可采用中心静脉置管。

口服补钙和补充骨化三醇通常需要持续半年至一年。不过患者会欣喜地发现，骨病明显纠正，PTH 处于低值，血钙、血磷正常。可谓冒点小风险，一劳永逸，钙、磷和 PTH 可望长期达标。

你问我答

1. 甲状旁腺切除术后出现低钙血症的主要表现有哪些？

答：术后出现低钙血症是手术成功的标志之一。低钙血症主要表现为感觉异常，如四肢末梢发麻或疼痛，严重者会头痛、手足抽搐、肌肉痉挛、惊厥、骨折、心律失常、猝死等。当血清总钙小于 0.88 mmol/L 称为低钙危象，需要立即处理。

2. 甲状旁腺全切术的术后并发症，除了低钙血症，还有其他并发症吗？

答：术后并发症还有术后血肿、切口感染、气管塌陷、气管内痰液阻塞、双侧喉返神经损伤、术后甲旁亢复发等。当然，还有罕见的潜在并发症，非常严重者可出现呼吸困难和窒息，需立即床旁抢救，所以术后一周内应该在患者床头配备气管切开包。

3. 如何治疗甲状旁腺全切术术后的低钙血症?

答:血清钙的正常值为 2.1~2.5 mmol/L。

①甲状旁腺全切术术后 1 周内每日至少监测 1 次血清钙、磷,当血清钙 < 1.8 mmol/L 或出现抽搐,立即给予葡萄糖酸钙静脉泵入。静脉泵钙结束后,立即查血清钙,若血清钙仍 < 1.8 mmol/L,继续静脉泵入钙剂。一般需要连续静脉泵入钙剂 3 天。

②当血清钙在 1.8~2.1 mmol/L,每天口服钙剂加活性维生素 D 治疗。

③当血清钙 > 2.2 mmol/L,可逐渐减量活性维生素 D 和钙剂。

④当血清钙 > 2.6 mmol/L,钙剂/活性维生素 D 减半量或停用。当术后 PTH < 60 pg/ml 时,应按先减活性维生素 D 再减钙剂的原则。

⑤术后血清钙 < 1.8 mmol/L,患者透析期间使用含钙 1.75 mmol/L 的透析液。

4. 甲状旁腺全切术术后的顽固性低钙血症需注意哪些?

答:术后低钙血症很常见,通常为一过性无症状性低钙血症,较短暂。但是术后半年到一年,患者仍需要口服大量的碳酸钙和活性维生素 D,开放高钙饮食,必要时补充外源性人重组甲状旁腺激素。术后的顽固性低钙血症通常与术后静脉补钙不够、口服钙剂量不够、骨化三醇钙剂量不够有关。必要时可以考虑使用原研的骨化三醇胶囊或静脉用骨化三醇,加强肠道对钙、磷的吸收。

甲旁亢腺体形态
→ B 超示甲状旁腺异常大
→ B 超示甲状旁腺异常小
→ 腺体个数为 3 个

术前甲状旁腺结节的定位
→ MIBI 核素显像
→ CT 融合显像

手术并发症	术后需要
→ 骨痛 → 声音嘶哑 → 血肿 → 低钙血症	→ 充足日照 → 用药及补钙

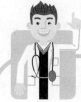

椒盐普通话总结一哈儿：

这个季度你的生化检查如何嘛，是不是高钙、高磷、高PTH整得你的脑壳痛嘛，不妨了解一哈甲状旁腺结节的手术治疗叫。手术风险肯定是有的，但是冒点儿小风险，却可一劳永逸地保持钙、磷、PTH的达标哟。长痛不如短痛，甲状旁腺切除术，了解一下。

（游　睿）

第八节　骨质疏松，防患于未然

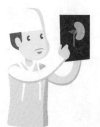

　　骨质疏松症分为原发性和继发性两类，可发生于任何年龄段，多见于绝经后女性和老年男性。任何影响骨代谢的疾病或药物及其他明确病因导致的骨质疏松症为继发性骨质疏松症。长期血液透析患者会出现肾性骨病，其表现为甲旁亢、钙与磷代谢障碍相关的骨病和骨质疏松。骨质疏松症是指骨量减少，以骨的微观结构破坏或退化为特征，致使骨的脆性增加以及容易发生骨折的一种全身性骨骼疾病。肾性骨病是一个不可逆的、缓慢的进程，其中骨质疏松症常见症状为：①骨痛，这个症状为全身性的，但也好发于腰、背、髋、膝关节等承重部位。②骨变形（身长缩短），多见于疼痛之后发生的驼背。③骨折，是骨质疏松最常见和最严重的并发症。不管是哪一种症状都是患者的麻烦，影响患者的预后情况和后期的生存质量。

对于钙、磷代谢紊乱和继发性甲旁亢相关的肾性骨病，需要我们对钙、磷、PTH 三者进行综合管理。2019 年《中国慢性肾脏病矿物质和骨异常诊治指南》建议血液透析患者血钙控制在 2.10～2.50 mmol/L，血磷 1.13～1.45 mmol/L，PTH 控制在正常高限的 2～9 倍。

长期血液透析患者可以通过以下方法检查是否存在骨质疏松症：①定期检查生化血清钙、磷、PTH、碱性磷酸酶（ALP）值等。②骨密度检查，评估骨折风险。③骨活检。④CT、MRI 和 X 线摄片了解骨软化特征。⑤骨代谢标志物等。

骨质疏松症的诊断需要全面的病史采集、体格检查、骨密度测定、定量超声骨测量、骨标志物检测、影像学检查（X 线摄片、MRI）、骨活检及必要的生化检查，常用骨密度检查和骨测量方法。诊断肾性骨病（骨转化状态）的金标准是骨髓穿刺，也就是骨活检，但因为对身体损伤较大，所以我们一般不采用。目前国际学术界公认骨质疏松症的金标准是骨密度值。骨密度值低于同性别、同种族成人的骨峰值不足 1 个标准差属正常，降低 1～2.5 个标准差为骨量低下（骨量减少）；降低程度等于和大于 2.5 个标准差为骨质疏松；骨密度降低程度符合骨质疏松症诊断标准同时伴有一处或多处骨折时为严重骨质疏松症。

骨质疏松症患者需要调整生活方式。加强营养，均衡膳食，摄入富含钙、低盐和适量蛋白质的均衡饮食；戒烟、戒酒；适量、合理的运动锻炼；注意自身和环境的保护，高骨折风险患者要注意防止跌倒；尽量避免或少用影响骨代谢的药物和食物，保持充足的日照，合理补充维生素 D 和钙剂，遵医嘱使用抗骨质疏松症药物——

有效的抗骨质疏松症药物可以增加骨密度，改善骨质量，明显降低骨折的发生风险。

然而骨质疏松症应重在早期预防，合理、科学、规律的体育运动疗法也是大家所认同并接受的预防骨质疏松症的一种简单、易学、安全、经济的方法。

你问我答

1. 透析患者如何预防骨质疏松症？

答：建议患者定期检查血清钙、磷、PTH 水平，根据结果干预或者治疗；有骨质疏松风险患者测定骨密度；配合使用骨质疏松骨折风险预测工具（亚洲人骨质疏松自我筛查工具、WHO 骨折风险预测简易工具）。

2. 检查骨质疏松症的方法有哪些？

答：①骨密度 DXA 检测，即双能 X 线吸收法测量骨密度。②定量超声骨测量。③X 线摄片法、MRI、骨标志物检测。④骨活检。⑤定期检查生化血清钙、磷、PTH、ALP 值等方式检测骨质疏松程度。

3. 骨质疏松性骨折易发部位和骨痛常见部位是哪里？

答：骨质疏松性骨折易发部位为胸腰椎、髋部、桡尺骨远端、肱骨近端等。骨痛的症状一般为全身症状，承重的部位（膝关节、腰、背、髋）好发，在运动或者受到压迫的时候症状会加重。

4. 透析患者如何治疗骨质疏松症？

答：①调整生活方式，加强营养，均衡膳食，摄入富含钙、低盐和适量蛋白质的均衡饮食。②戒烟、戒酒。③适量合理的运动锻炼，注意自身和环境的保护措施，高骨折风险患者要注意防止跌倒。④尽量避免或少用影响骨代谢的药物和食物。⑤充足的日照，合理补充钙剂、维生素 D 及其类似物，遵医嘱使用降钙素、重组人甲状旁腺激素、双膦酸盐、地诺单抗等药物。

骨质疏松致人体形态改变	骨质疏松症的筛查方法
→ 正常人	→ DXA
→ 半驼背	→ 骨密度
→ 全驼背	→ 骨扫描等

骨质疏松症的症状	骨质疏松症的治疗
→ 骨痛	→ 饮食均衡
→ 骨变形	→ 补充钙剂和维生素 D
→ 骨折	→ 戒烟、戒酒
	→ 合理运动
	→ 充足日照等

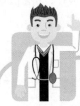

椒盐普通话总结一哈儿：

整了半天，你居然不晓得透析患者腰痛、变矮或驼背有可能是骨质疏松嘛。控制钙、磷、PTH 是有好重要？这下子学了，晓得了哇？不仅钙、磷、PTH 要控制好，该补该用（补钙、降磷等药物）的要用起。透析患者诊断骨质疏松症除了脆性骨折之外，如果 DXA 的 T 值低于 −2.5，仍需要结合 PTH 水平和骨代谢指标进行综合分析才能诊断骨质疏松症。在生活方式的改变、常规补充钙剂和骨化三醇的基础上，由专科医生判断是否启动双膦酸盐的抗骨质疏松治疗。骨折后骨痛可以短期使用降钙素控制症状。运动锻炼预防和治疗骨质疏松症便宜又巴适，但是要注意保护好自己不要受伤哦。

（游　睿）

第九节 血管钙化，猛于虎

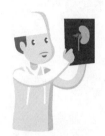

血管钙化（VC）是动脉粥样硬化、高血压、糖尿病血管病变、血管损伤、慢性肾病和衰老等普遍存在的共同的病理变化，显著增加了心血管事件发生的风险。随着社会发病率越来越高，血管钙化日益受到人们的高度重视。其主要表现为血管壁（内膜和中层膜钙化风险均较高）僵硬性（钙化）增加，顺应性降低，易导致心肌缺血、左心室肥大和心力衰竭，易引发血栓形成、斑块破裂，是心脑血管疾病高发病率和高死亡率的重要因素之一。维持性血液透析（MHD）患者发生血管钙化较为普遍，典型表现为发生在血管壁、心肌、动脉瓣的钙、磷沉积。其中以血管壁中层膜钙化为特征性表现，如：血管壁中层弥散性钙、磷沉积，厚度增加和管壁僵硬等。透析患者钙、磷、PTH 代谢的紊乱是一种全身性代谢紊乱，易引起患者全身血管钙化，导致心血管事件高发，为患者的重要死亡原因，且随患者年龄和透析年龄的增加而增高，50%以上的慢性肾脏病患者死于心血管疾病，其发病率高出同龄普通人群 20%～30%。

MHD 患者发生血管钙化的因素有性别、年龄、透析龄、糖尿病、高血压以及校正血钙、钙磷乘积等。血管钙化的表现主要是有关的器官受累后出现症状，一般有脑力和体力衰退，触摸体表动脉血管可发现变粗、变硬、变长和迂曲。我们可以通过以下方法检查血管钙化：①X 线检查。②CT 检查。③彩色多普勒超声（超声心动图和血管超声）检查。④MRI 检查。⑤钙化积分和冠状动脉钙化评分检查。

血管钙化重在预防。保持血钙、血磷和血 PTH 在正常范围内非

149

常重要，否则最终血管钙化导致外周动脉闭塞、心脏冠状动脉狭窄和闭塞、脑血管闭塞，将直接威胁患者的生命。

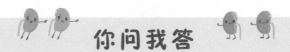

你问我答

1. 检查血管钙化的方式有哪些？

答：①X 线检查，费用低廉且为血液透析患者血管钙化检查的基础成像检查，对诊断中、重度动脉钙化敏感性高，轻度钙化容易漏诊。②CT 检查，在显示横断面方面优于 X 线检查，能清晰地显示血管走向和血管病变。尤其是对之前没有心脏病的透析患者，冠状动脉钙化情况可预测心血管疾病的风险。③彩色多普勒超声（超声心动图和血管超声）检查，非创伤性超声心动图对检测患者的瓣膜病变有较高的敏感性，能反映出钙化部位和钙化性大小。血管超声检查应用较普及，可定性和半定量评价血管钙化，具有检查费用低和无放射性的优点。④MRI 检查，用于发现软组织疾病，无 X 线辐射，检查费用比较昂贵，但是对血管方面的疾病灵敏度高，主要用于发现出血性病变。⑤钙化积分和冠状动脉钙化评分检查。

2. 透析患者影响血管钙化的因素有哪些？

答：透析患者影响血管钙化的因素有年龄、透析龄、糖尿病、碱性磷酸酶、性别、高血压以及校正血钙、钙磷乘积、低密度脂蛋白、体重指数、慢性炎症、钙剂用药等。

3. 血管钙化容易发生在哪些动脉部位？

答：血管钙化容易发生的动脉部位有主动脉及其分支、颈动脉、冠状动脉、肾动脉、四肢动脉、脑动脉及肠系膜动脉等。

4. 血管钙化有些啥危害？

答：冠状动脉钙化发生率高，每 10 个维持性透析患者就有 8 个伴有钙化；心脏瓣膜或者冠状动脉钙化可以引起心肌梗死、心力衰竭等心血管事件；已知发生血管钙化的慢性肾脏病中晚期患者心血管风险最高，严重钙化会增加长期死亡风险 3 倍以上。

好发部位	血管钙化筛查的方法
→ 脑血管 → 心血管 → 动脉瓣	→ X 线检查 → CT 检查 → 超声心动图 → MRI 等

预防血管钙化的方法

→ 降磷药物使用
→ 控制血磷、血钙、血 PTH 在
　正常范围
→ 按时检查

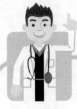

椒盐普通话总结一哈儿：

　　血管钙化是不可逆转的。血管脆性增加，血管变硬，血管狭窄和闭塞，你晓得有好吓人不！不仅仅是常规检查血管和心脏瓣膜那么简单，检查出高钙血症和有心血管钙化，赶快限制钙摄入，还要把钙、磷、PTH 三个控制好，充分透析，遵医嘱按时服用磷结合剂，注意饮食，提前把血管钙化这只"老虎"防倒起。

（游　睿）

第十节　异位钙化，身上长包要重视

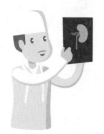
钙在人体中的分布很广泛，作用也很大。骨骼里含大量碳酸钙。钙参与控制心率和血压，也参与肌肉的收缩活动，钙还能帮助调节神经系统。我们缺了钙不行，同样钙多了也不行，要知道钙和磷是通过肠道的吸收进入人体的。在长期规律血液透析的患者中大约有90%的患者可能出现继发性甲旁亢（SHPT），可引起血管钙化、骨质改变以及骨外异位钙化等。骨外异位钙化又叫异位骨化，除了正常生理钙化外，在纤维结缔组织中，原始细胞增殖活跃伴有丰富的毛细血管形成钙盐的沉积，骨化的部位就形成一个异位的"包块"。

骨外异位钙化的病变部位有皮肤、眼部、关节和周围组织、内脏。如：肺部、心脏血管钙化，动脉瓣钙化，眼结膜血管钙化（红眼症）等多种形式，异位钙化不同程度地影响患者的生活，严重者危及生命。不论身体哪一部位的异位钙化，都应该引起重视。少数表现为长"包块"，触摸"包块"发硬，其中一些"包块"会致疼痛并伴一定的活动受限。这些包块在 X 线平片成像为钙化实质影像。

要想更好地诊断和治疗异位钙化，包括皮肤小动脉钙化相关的皮肤钙化防御，常常需要多学科联合诊疗：包括肾脏内科、甲状腺外科、皮肤科、烧伤整形科、血管外科、骨科、病理科、营养科等科室。甲状旁腺切除术（针对血 PTH 水平高的患者）、西那卡塞、硫代硫酸钠、双膦酸盐是异位钙化的主流治疗方法。

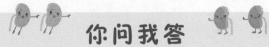

你问我答

1. 什么是异位钙化？

答：异位钙化又叫异位骨化，除了正常生理钙化外，在骨骼以外的纤维结缔组织中有丰富的毛细血管发生钙盐的沉积。

2. 异位钙化易发生的部位有哪些？

答：骨外异位钙化易病变部位有血管壁、皮肤、眼部、关节和周围组织、内脏，如肺部、心脏血管钙化，动脉瓣钙化等。

3. 异位钙化的治疗方法有哪些？

答：目前尚无明确的异位钙化治疗方法，不要盲目补钙和补充骨化三醇，定期检查血钙、血磷、血 PTH 并控制在正常范围内很重要。异位钙化常常需要多学科联合诊疗：包括肾脏内科、甲状腺外科、皮肤科、烧伤整形科、血管外科、骨科、病理科、营养科等科室。甲状旁腺切除术（针对血 PTH 水平高的患者）、西那卡塞、硫代硫酸钠、双膦酸盐是异位钙化的主流治疗方法。

异位钙化部位鼓包

→ 肩部鼓包
→ 膝盖鼓包
→ 手肘鼓包

其他异位钙化部位

→ 肺部钙化
→ 心血管钙化
→ 眼结膜血管钙化

异位钙化的诊断

→ 多学科联合诊断
→ X 线诊断
→ B 超检查

异位钙化的治疗

→ 手术清除异化组织
→ 用药干预
→ 提前预防

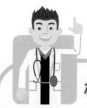

椒盐普通话总结一哈儿：

血管钙化都这么吓人了，还整了个异位钙化。又痛又丑，不过可能是机体寻求救命的信号哦。甲状旁腺切除术（针对血PTH水平高的患者）、西那卡塞、硫代硫酸钠、双膦酸盐是目前异位钙化的主流治疗方法。

（游　睿）

第十一节　皮肤钙化防御，带焦壳的顽固性痛性溃疡

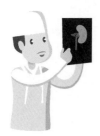

长期血液透析的患者随着透析龄的增加、甲状旁腺功能的亢进、血PTH水平升高继而引起血钙浓度的增加导致钙盐的沉积，会有血管钙化、骨质改变、异位钙化等。异位钙化发生的部位在骨以外的所有组织，如：皮肤。长期透析患者存在营养不良，钙、磷的沉积可导致皮肤瘙痒难耐，真皮层微动脉及系统性小动脉血管的钙化，血管内血栓形成，皮下脂肪组织钙化造成组织缺血性坏死，局部皮肤剧烈疼痛可通过组织病理检查结合临床诊断是否为皮肤钙化防御。

皮肤钙化防御是一种罕见致死性钙化综合征，多发于慢性肾功能不全及继发性甲旁亢者。典型临床表现为皮肤溃疡、动脉血管钙化及组织缺血性坏死，严重者出现坏疽，四肢、躯干部位多发。长

154

期透析患者各种远期并发症突显，皮肤钙化防御预后不良，患者常死于感染、脓毒血症。所以，必须重视皮肤钙化防御。

皮肤钙化防御，可导致典型的组织病理学的改变，皮下脂肪组织和真皮内微血管的闭塞，导致剧烈疼痛的皮肤损害、经久不愈的伤口、缺血性皮肤坏死（顽固性痛性溃疡伴焦痂）。一旦皮肤活检确诊，患者将面临复杂的皮肤溃疡创面处理，且极易感染，患者预后通常较差（生存期＜1年），死亡率极高。皮肤钙化防御早期主要表现为网状青斑、紫罗兰色的斑块或者硬化的结节，皮肤色泽变暗，并逐步进展为皮肤溃疡和坏死，易继发感染。

为了更好地诊断和治疗皮肤钙化预防，需要多学科联合诊疗，包括肾脏内科、皮肤科、血管外科、骨科、烧伤整形科、病理科、甲状腺外科、疼痛科、内分泌科、营养科等。最好的检查方式为皮肤组织活检，X线检查和骨扫描可以协助诊断。

带焦痂的顽固性痛性皮肤溃疡要重视，早发现、早预防减少患者死亡率，但目前尚无明确的皮肤钙化防御特异性治疗方法。甲状旁腺切除术（针对血PTH水平高的患者）、西那卡塞、硫代硫酸钠、双膦酸盐、皮肤清创/护理和高压氧舱治疗是目前皮肤钙化防御的主流治疗方法。

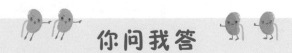

你问我答

1. 皮肤钙化防御常见于哪些部位？

答：皮肤钙化防御常见于躯干、四肢、乳房、臀部等部位。

2. 皮肤钙化防御的危险因素有哪些？

答：长期透析患者的甲旁亢，血钙、血磷沉积使患者发生皮肤钙化防御的风险增加。长透析龄、高钙血症、高磷血症、血栓的形成、甲旁亢、内皮功能障碍、皮下神经损害、缺血性疼痛和皮肤溃痒等危险因素都可导致皮肤钙化防御。

3. 治疗皮肤钙化防御的方法有哪些？

答：目前尚无明确的皮肤钙化防御特异性治疗方法。皮肤钙化防御综合治疗中，硫代硫酸钠是最常用的药物，具有较强的钙螯合作用，可能螯合软组织里沉淀的钙，将不溶性钙盐变成水溶性高的硫代硫酸钙，可抑制血管钙化，减轻钙化，缓解疼痛。另外，甲状旁腺切除术（针对血 PTH 水平高的患者）、西那卡塞、双膦酸盐、皮肤清创/护理和高压氧舱治疗是目前皮肤钙化防御的主流治疗方法。

皮肤钙化防御的发展	皮肤钙化防御的诊断
→ 网状青斑	→ X 线检查
→ 紫红色斑块	→ CT 检查
→ 黑色焦痂	→ 超声心动图
→ 感染坏死	→ MRI

皮肤钙化防御的治疗	
→ 提前预防	→ 血磷、血钙、血 PTH 维持正常
→ 药物使用	→ 皮肤管理

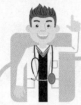

椒盐普通话总结一哈儿：

皮肤钙化防御好可怕，痛就不说了，皮肤还要溃烂起焦壳壳。皮肤溃烂伴感染后还要清创换药，还顽固反复复发的很不好治，吓人巴沙*的。透析龄长，伴甲旁亢的患者，随时要观察到自己身上有没得网状青疙瘩或者紫红色斑块、皮肤硬结啥的，要不就是黑色的焦壳壳，如果有，赶紧去找医生，早点诊断、早点治疗是大事情。尽量做皮肤活检、皮肤细菌培养、皮肤X线检查和骨扫描协助皮肤钙化防御的诊断。

（游　睿）

---

* 吓人巴沙，四川方言，指很可怕的样子。

第四章

糖尿病肾病

第一节　胰岛素，透析当天打不打？

大家都知道，得了糖尿病需要长期服用降糖药物或者皮下注射胰岛素，那维持性血液透析合并糖尿病的患者是否需要使用胰岛素？

大多数的血液透析中心常用的是无糖透析液。

无糖透析液具有减少细菌生长、减少高血脂风险的优点。但有研究发现，使用无糖透析液进行透析治疗时，受浓度梯度的影响，血液中的葡萄糖可通过透析膜进入透析液中。使用无糖透析液 4 小时治疗，患者会丢失约 30 g 葡萄糖。透析的糖尿病患者肾脏对胰岛素的灭活受损，且经透析后胰岛素受体活性增强，故周围组织对胰岛素反应性增强，容易发生低血糖。

患者在透析过程会损失部分葡萄糖，所以患者在维持性透析治疗期间使用降糖药物时要进行剂量的调整。美国医师协会建议，当肾小球滤过率降为 10～50 ml/min 时，胰岛素剂量减少 25%，当肾小球滤过率降至 10 ml/min 时，胰岛素剂量进一步降至 50%。因此，糖尿病肾病（DN）透析患者的胰岛素治疗应遵循个体化原则，从小剂量开始，根据血糖情况调整胰岛素用量，防止低血糖发生。

建议患者自测 8 个点的血糖曲线，即三餐前半小时、三餐后 2 小时、透析后半小时、睡觉前的血糖值，并测透析日、非透析日各 1 天。避免只根据晨起空腹血糖调整胰岛素用量的局限。因为空腹高血糖可能是黎明现象，不能反映当日血糖水平。

调整了胰岛素的使用方法，大部分糖尿病患者能够保持血糖稳定，可舒适透析。随着透析时间的推移，一部分患者可停用所有降糖药物而血糖保持稳定。

尿毒症患者（糖尿病和非糖尿病）透析中若出现低血糖，还应注意患者摄入食物是否减少。营养不良的透析患者伴糖原贮备减少，更易发生低血糖。注射胰岛素是目前对糖尿病透析患者治疗最有效的方法，比口服药便于管理。提倡使用"胰岛素笔芯"，注射剂量准确且使用方便。

目前，DN 患者血糖控制的目标尚不明确，有文献报道，DN 透析治疗患者空腹血糖应维持在 8.25～11.0 mmol/L，餐后 2 小时血糖应控制在 11.1～16.5 mmol/L。国外血糖控制目标以糖化血红蛋白（glycosylated hemoglobin，HbA1c）为准，美国糖尿病协会 2017 版指南建议，DN 透析患者血糖控制目标为 HbA1c＜8.5%，因为严格控制血糖容易发生低血糖，尤其在使用无糖透析液时更容易发生。严重的低血糖可造成脑功能的不可逆损害，并且容易诱发心肌梗死及脑血管意外。

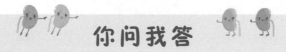

你问我答

1. 什么是黎明现象？

答：黎明现象是指糖尿病患者在夜间血糖控制尚可且平稳，即无低血糖的情况下，于黎明时分（清晨3～9时），由各种激素间不平衡分泌所引起的一种清晨高血糖状态。

2. 胰岛素分为几类？

答：根据胰岛素的起效时间，可分为5类。

超短效胰岛素：注射之后15分钟内起效，作用时间可维持3～4小时，适合在餐前注射使用，可有效实现餐后血糖的控制，作用时间短暂，不容易发生低血糖。

短效胰岛素：注射之后30分钟左右起效，作用时间持续6～8小时，适合在餐前使用，注射时间较超短效提前，约在餐前30分钟注射效果最佳。由于其作用时间长于超短效胰岛素，发生低血糖的风险也较超短效剂型增加，因此，使用该剂型的患者要注意就餐时定点定量。

中效胰岛素：介于短效和长效之间。注射之后2～4小时起效，作用时间持续14～18小时，一天只需要注射1～2次。使用方便，但发生低血糖的风险也高于超短效和短效胰岛素。适用于生活规律、依从性好的患者。

长效胰岛素：注射之后4～6小时生效，作用时间持续20～40小时。由于其作用时间长，一天只需注射一次。注射后作用效果均匀分布于一天的每一个时段，十分类似于人体胰岛的基础分泌。

预混胰岛素：是短效胰岛素和中效胰岛素按照一定比例混合而制成的。混合的比例通常是70%的中效胰岛素和30%的短效胰岛素，因为大量的临床试验证实这种比例的胰岛素是适合大多数糖尿病患者的。当然，也存在其他比例如50%的中效胰岛素和50%的短效胰岛素。这种预混制剂取两种胰岛素的优点，既能短时间内起效，实现餐后血糖的控制，又能持续较长的时间，减少每日注射胰岛素的次数。

根据胰岛素的来源不同，分为动物胰岛素和人胰岛素。

胰岛素分为哪几类

→ 根据胰岛素起效时间，可分为 5 类：超短效胰岛素、短效胰岛素、中效胰岛素、长效胰岛素、预混胰岛素。根据胰岛素的来源不同，分为动物胰岛素和人胰岛素

刚开始透析的糖尿病患者怎样监测血糖

→ 建议患者自测 8 个点的血糖曲线，即三餐前半小时、三餐后 2 小时、透析后半小时、睡觉前的血糖值，并测透析日、非透析日各 1 天，避免只根据晨起空腹血糖调整胰岛素用量

糖尿病透析患者血糖控制范围

→ 透析患者血糖控制目标不宜过严，空腹血糖小于 7.8 mmol/L，饭后血糖小于 11.1 mmol/L 就满意了。因为严格控制血糖容易发生低血糖，尤其在使用无糖透析液时更容易发生

DN 透析患者胰岛素剂量调整的方法

→ DN 透析患者的胰岛素治疗应遵循个体化原则，从小剂量开始，根据血糖情况调整胰岛素用量，防止低血糖发生

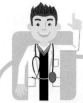

椒盐普通话总结一哈儿：

　　大家要搞醒豁*哦，糖尿病肾病维持性血液透析患者使用胰岛素的量和方法与普通糖尿病患者是不一样的。因为透析治疗使用的是无糖透析液，胰岛素的剂量可能会逐渐减少，甚至于完全不需要使用胰岛素了。当然，血糖控制水平也有小小的差异，对有低血糖反应的患者，血糖控制范围可能会适当放宽，所以需要监测血糖水平（8 个时间点，透析日和非透析日）和调整胰岛素用量。

（朱　影）

第二节　糖尿病足，脚上伤口莫轻视

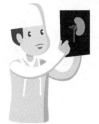

　　为什么糖尿病患者会成为容易受伤的人？尤其是脚上，不是碰伤，就是出现水疱，甚至发生溃疡坏死。更让人沮丧的是，受了伤，患者因为周围神经病变，竟然没有痛感、毫无察觉。有一位患者鞋子里被家中宠物弄进一个核桃，走了一天的路都没有发现，直到回家休息时看到脚上血淋淋的伤口，才发现自己受了伤。糖尿病患者在控制血糖不佳的情况下，会发生下肢周围神经病变，包括自主神经、感觉神经、运动神经，下肢血管的病变，足部畸形，而继发各种感染和损伤，导致糖尿病足的发生。

---

　　* 醒豁，四川方言，意为清楚，明白。

WHO 将糖尿病足定义为与下肢远端神经异常和不同程度的周围血管病变相关的足部（踝关节或踝关节以下）感染、溃疡和（或）深层组织破坏。其主要的表现为足部的溃疡与坏死，是导致糖尿病患者致残的主要原因之一。常见的原因有：因脚趾间或脚部皮肤瘙痒而搔抓所致皮肤破溃、水疱破裂、烫伤、碰撞伤、修脚损伤及新鞋磨破伤等。患者会感觉双足皮肤干燥、冰冷、色素沉着、双下肢刺痛麻木、行走时易疲劳甚至疼痛，皮肤破溃后不易愈合，易形成溃疡、坏疽。由于神经营养不良和外伤的共同作用，可引起营养不良性关节炎，好发于脚部和下肢各关节，受累关节可伴有广泛骨质破坏和畸形。

糖尿病患者一旦发现脚部有不适及伤口，一定要第一时间到医院诊治，以免发生严重的后果。

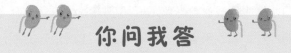

你问我答

1. 糖尿病足到底有多严重？

答：糖尿病足是糖尿病患者由于各种因素导致的足部的感染、疼痛、皮肤深部溃疡、坏疽等严重的并发症。严重者会导致截肢。如果足部感染扩散到全身，细菌进入血液循环导致全身脓毒血症，会直接威胁患者的生命。

2. 糖尿病足该如何预防

答：首先，最重要的还是要控制好血糖，另外要控制好血压和血脂，避免危险因素的影响。其次，对于足部的保护也相当重要：每日睡前用温水泡脚，保持足部清洁，水温不可过热，以免烫伤足部。洗完后，使用浅色棉质毛巾擦干足部，尤其是足趾之间，可通过查看毛巾来及时发现足部是否有破溃或感染。如果足部皮肤干燥，可涂抹油膏类护肤品。但不可涂抹于趾缝之间。每天更换干净棉质或羊毛的袜子。穿保健鞋，每日检查鞋内是否有异物，保持鞋内干燥。再次，预防足部外伤、冻伤，避免穿凉鞋、拖鞋，防止踢伤。最后，戒烟、戒酒，避免烟、酒刺激造成局部血管收缩，导致足部溃疡的发生。

3. 得了糖尿病足，有什么好的治疗方法吗？

答：①严格控制血糖、血压、血脂。②神经性足溃疡的治疗，处理的关键是通过特殊的改变压力的矫形鞋或足的矫形器来改变病人足部的压力；根据溃疡的深度、面积大小、渗出物多少以及是否并发感染决定溃疡换药次数和局部用药；采用一些生物制剂或生长因子类药物治疗难以治愈的足溃疡。适当的治疗可以使90%的神经性足溃疡愈合。③缺血性病变的处理：对于血管阻塞不是非常严重或没有手术指征者，可以采取内科保守治疗，静脉滴注扩血管和改善血液循环的药物。如果患者有严重的周围血管病变，应尽可能行血管重建手术，如血管置换、血管成形或血管旁路术。坏疽患者在休息时有疼痛及广泛的病变不能通过手术改善者，才考虑截肢。④感染的治疗：有骨髓炎和深部脓肿者，在血糖控制良好的情况下加强全身抗感染治疗。常采用三联抗生素治疗，通过药敏试验选用合适的抗生素。

糖尿病足分级

→ Wagner 分级法：0 级为有发生足溃疡的危险因素，目前无溃疡；1 级为表面溃疡，临床上无感染；2 级为较深的溃疡，常有软组织炎，无脓肿或骨的感染；3 级为深度感染，伴有骨组织病变或脓肿；4 级为局限性坏疽；5 级为全部坏疽

糖尿病足易感因素

→ 因脚趾间或脚部皮肤瘙痒而搔抓所致的皮肤溃疡、水泡破裂、烫伤、碰撞伤、修脚损伤及新鞋磨破伤等

糖尿病足的治疗方法

→ 严格控制血糖、血压、血脂
→ 神经性足溃疡的治疗关键是
  通过矫形鞋或足的矫形器来
  改变病人足部的压力
→ 缺血性病变的处理
→ 感染的治疗

糖尿病足的预防

→ 控制好血糖、血压、血脂
→ 对于足部的保护也相当重要
→ 预防足部外伤、冻伤，避免
  穿凉鞋、拖鞋，防止踢伤
→ 戒烟、戒酒，避免烟、酒刺
  激造成局部血管收缩，导致
  足部溃疡的发生

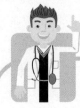

椒盐普通话总结一哈儿：

现在弄清楚脚底下老是烂是哪个*回事了嘛，其实就是得了糖尿病没有整醒豁，血糖没有控制巴适。医生都说了要管住嘴，迈开腿，可是这么多好吃的，火锅、串串、烧烤、钵钵鸡，不吃肯定不得行，吃了又想回去睡到起。所以说，你不爱惜身体，身体肯定也不得好爱你。从现在开始，患者朋友们，我们一起努力，控制好血糖，爱护好身体。

（朱　影）

---

* 哪个，四川方言，意为怎么。

第三节　糖化血红蛋白，就看你控制得好不好

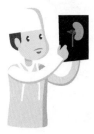

随着人们对糖尿病的认识增多，多数人已意识到空腹和餐后2小时血糖监测的重要性，并经常把这两项指标作为控制血糖的标准。实际上，空腹和餐后2小时血糖只能反映随机抽血时的血糖值，而衡量糖尿病近期控制水平的最佳指标是糖化血红蛋白（HbA1c）。对血糖的控制是糖尿病患者血液透析治疗需要关注的问题。在进入维持性血液透析治疗后，良好的血糖控制对减少并发症和改善生存率有积极的影响，如糖尿病眼底病变和糖尿病周围神经病变等。

糖化血红蛋白是人体血液中红细胞内的血红蛋白与血清中的糖类相结合的产物。它是通过缓慢、持续及不可逆的糖化反应形成的，其含量的多少取决于血糖浓度以及血糖与血红蛋白接触时间，而与抽血的时间、患者是否空腹、是否使用胰岛素等因素无关。红细胞在血液循环中的寿命约为120天，因此糖化血红蛋白可有效地反映糖尿病患者过去2～3个月血糖平均水平。结果稳定，变异性小，不受吃饭的时间和短期生活方式改变的影响。随机抽取的血糖值仅仅反映的是短时间内血糖的水平。

控制好糖化血红蛋白有什么好处呢？血红蛋白越接近正常值，糖尿病的并发症越不容易发生。糖友们不要认为，开始透析就不用管血糖和糖化血红蛋白了。如果不控制好血糖水平，糖尿病的并发症都会继续发展的。研究表明，如果糖尿病患者的糖化血红蛋白水平降低1%，眼睛、肾和神经系统的严重并发症将降低25%，另外，一项发表在《英国医学期刊》上的研究表明，2型糖尿病患者的糖化血红蛋白水平降低1%时，患白内障的可能性降低19%；患心力

衰竭的可能性降低 16%；因血管疾病而遭受截肢或死亡的可能性降低 43%。所以，较低的糖化血红蛋白水平意味着较低的平均血糖水平，糖尿病并发症发生发展的风险也相应降低。

关于糖化血红蛋白的监测时间，有条件的患者治疗之初至少每3 个月检测 1 次，一旦达到治疗目标可每 6 个月检查 1 次，以了解一段较长时间内血糖控制的总体情况如何。建议使用胰岛素治疗的患者，由于血糖波动较大，至少每 2 个月检查 1 次。不过提醒透析患者，因为透析液不含糖以及胰岛素灭活能力降低，对老年血液透析患者，糖化血红蛋白的控制范围可适当放宽，以尽量避免低血糖的发生。

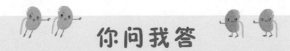

你问我答

1. 与随机血糖相比，糖化血红蛋白的特点是什么？

答：①与血糖值相一致，血糖越高，糖化血红蛋白水平就越高，所以能反映血糖控制水平。②生成缓慢。由于血糖是不断波动的，每次抽血只能反映当时的血糖水平，而糖化血红蛋白则是逐渐生成的，短暂的血糖升高不会引起糖化血红蛋白的升高；反过来，短暂的血糖降低也不会造成糖化血红蛋白的下降。由于吃饭不影响其测定，故检测时不需要空腹，可以在白天任何时段甚至餐后做这项检查。③糖化血红蛋白相当稳定，不易分解，所以它虽然不能反映短期内的血糖波动，却能很好地反映较长时间的血糖控制程度。糖化血红蛋白能反映采血前 2 ~ 3 个月的平均血糖水平。④受血红蛋白水平的影响较少。糖化血红蛋白值是指糖化血红蛋白在总血红蛋白中的比例，所以不受血红蛋白水平的影响。

2. 糖化血红蛋白的控制目标是什么呢？

答：糖化血红蛋白正常值为 4% ~ 6%。《中国 2 型糖尿病防治指南（2020年版）》推荐，成人糖化血红蛋白诊断糖尿病的最佳切点为6.3%。对大多数非妊娠成年2型糖尿病患者，合理的糖化血红蛋白控制目标为<7.0%；更严格的糖化血红蛋白控制目标（<6.5%，尽可能接近正常）适合于病程较短、预期寿命较长、无并发症、未合并心血管疾病的2型糖尿病患者，其前提是无低血糖或其他不良反应。相对宽松的糖化血红蛋白目标（<8.0%）更适合于有严重低血糖史、预期寿命较短、有显著的微血管或大血管并发症者。对于糖尿病肾病已透析的患者来说，通常情况下，控制糖化血红蛋白目标在<7.0%。有低血糖风险者，不推荐糖化血红蛋白低于7.0%。预期寿命较短，存在合并症和低血糖风险者糖化血红蛋白控制目标适当宽为7.0%~9.0%。

糖化血红蛋白的推荐控制范围

对于糖尿病肾病已透析患者来说，通常情况下，控制糖化血红蛋白目标在<7.0%。有低血糖风险者不推荐糖化血红蛋白低于7.0%

检查糖化血红蛋白的意义

糖化血红蛋白可有效反映糖尿病患者过去2~3个月血糖平均水平，结果稳定，变异性小，不受吃饭的时间和短期生活方式改变的影响

控制好糖化血红蛋白的好处

较低的糖化血红蛋白水平意味着较低的平均血糖水平，糖尿病并发症发生发展的风险也相应降低

糖化血红蛋白的监测时间

有条件的患者治疗之初至少每3个月检测1次，一旦达到治疗目标可每6个月检查1次。建议使用胰岛素治疗的患者，由于血糖波动较大，至少每2个月检查1次

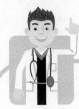

椒盐普通话总结一哈儿：

为啥子生活越来越好了，但是得糖尿病的人却越来越多了？糖尿病大多是因为不良生活习惯造成的，解铃还须系铃人，如果得了糖尿病，最重要的还是要学会各人把各人管理好。无论医学技术好发达，检验水平好先进，落到实处的还是日常管理好自己的生活，控制好血糖，因为糖尿病所有严重并发症的源头都是血糖控制不良。

（朱 影）

第五章

血管通路障碍

第一节 内瘘急性血栓形成，紧急救治

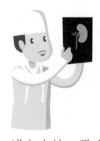血栓形成通常为血管通路功能障碍一段时间后的最终并发症，主要是由于血管通路或流出道的进行性狭窄导致的。在大多数疾病中，狭窄和血栓形成的问题是疾病和症状的共同关系。内瘘血栓形成通常是由于新生内膜增生，其形成狭窄并随后减少进入血流，致血栓形成。

急性血栓形成最常见的原因为透析时脱水过多或脱水速率过快，超过机体对血压的自我调节能力，出现低血压，外周血管血容量下降，外周血管收缩，以保证重要脏器的血供，但由此可能会导致内瘘处血流减低，流速缓慢，导致急性血栓形成。部分患者动静脉内瘘急性血栓形成与局部受压有关，如夜间不慎将胳膊枕于头下，内瘘局部受压时间过长，或者内瘘静脉周围局部血肿压迫，均

可导致内瘘的急性血栓形成。

急性血栓形成表现为内瘘震颤消失，听诊局部无血管杂音，局部可有疼痛。如果血栓形成距离吻合口较远，内瘘口部位可能会有动脉样的搏动。彩超检查可以确诊内瘘急性血栓形成。

急性血栓形成时可以采用手法按摩、尿激酶局部输注、球囊取栓或介入球囊扩张治疗等手段，或者根据血栓形成的部位采用内瘘重建、移植物血管搭桥等方式重新恢复内瘘畅通。过去透析血栓形成后多采用内瘘重建或切开取血栓的方法，不仅创伤大、费用高，而且并发症多。随着介入放射学的发展，先后开展了经导管溶栓、经皮血管成形术及内支架植入术等一系列创伤小、见效快的治疗方法，尤其对于急性血栓形成经导管溶栓治疗自体动静脉内瘘和动静脉移植物的狭窄和血栓形成的治疗具有优越性。

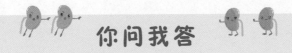

你问我答

1. **什么是内瘘血栓形成？**

答：内瘘血栓形成是在自体动静脉内瘘或移植物内瘘内形成血凝块，阻碍血液通过。

2. **血栓性内瘘的特征是什么？**

答：血栓形成的内瘘将无搏动，无震颤，由于完全丧失血流而无杂音。

3. **预防和早期发现内瘘血栓形成，日常生活中应注意什么？**

答：每日可自己监测一下内瘘震颤和听血管杂音，如果出现震颤减弱、杂音降低，立即到医院请医务人员检查。平时养成检测血压的习惯，尤其是在血压低的情况下，更易发生瘘闭。在生活中注意保护内瘘，不用内瘘侧肢体提重物、测血压，睡觉时不要枕着手睡觉。需要关注超滤量和血红蛋白的变化，控制水分的摄入，当超滤量大于两次透析间期体重增长的5%将引起过度超水，导致低血压，加重了低血容量，增加了血液的黏滞度，促进血栓的形成；血红蛋白上升过快，血细胞比容增高，血液黏滞度也增高，促进血栓的形成，应控制血红蛋白上升每月不超过 2 g/dL。

4. 如何处理内瘘血栓形成？

答：内瘘血栓治疗选择包括经皮或外科血栓清除术、溶栓剂和机械溶解。治疗血栓的技术选择应以透析中心的专业知识为基础。如果这些方法是成功的，那么就可以进行瘘管造影，并通过血管成形术或外科翻修来发现狭窄。如果不能治疗潜在的狭窄，将会导致快速的反复血栓形成。与移植物内瘘的血栓形成相比，自体动静脉内瘘血栓形成的治疗需要立即注意和治疗，如果自体动静脉内瘘血栓形成的治疗延迟，无论是经皮穿刺还是外科手术都不能提供好的结果。每个透析中心都应尝试使用该中心的首选技术解决血栓形成问题。

预防

→ 术后1周开始适当功能锻炼
→ 避免早期使用内瘘
→ 压迫止血力度要适当
→ 不用内瘘侧肢体输液、采血和测血压
→ 血红蛋白上升每月不超过 2 g/dL

原因

→ 急性血栓形成最常见的原因为透析时脱水过多或脱水速率过快，部分患者动静脉内瘘急性血栓形成与局部受压有关

表现

吻合口血栓形成：

→ 内瘘静脉侧搏动、震颤和血管杂音减弱或消失

→ 透析时血流量不足

→ 可产生吻合血管周围缺血性疼痛

静脉近心侧血栓形成：

→ 透析时静脉压升高

→ 透析后压迫止血困难

→ 静脉回路血色变暗

治疗

→ 一旦形成血栓，应立即予以处理。临床上常用导管取栓、手术切开取栓、内瘘重建等方法

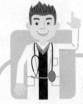

椒盐普通话总结一哈儿：

　　内瘘急性血栓形成的治疗，最基本的一条是解除急性血栓形成的诱因。急性血栓形成在 6 小时内通过手法按摩，获再通的比例较高。但该治疗方式也存在相应并发症的可能。24 小时内可以采用以上提及的方式，但随着时间的延长，治疗失败的概率也越大。因此，内瘘急性血栓形成的处理是一件"赶时间"的事儿，动静脉通路的血栓形成是一种医疗急症，应尽快进行抢救。干预措施包括：手法按摩；药物溶栓；Fogarty 导管取栓；手术切开取栓；内瘘重建等。

（朱林芳）

第二节　内瘘感染，少见仍需重视

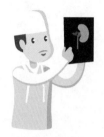

　　自体动静脉内瘘（AVF）感染发生率低。移植物动静脉内瘘（AVG）感染发生率要明显高于AVF。内瘘感染多见于穿刺部位的蜂窝织炎、脓肿、菌血症、败血症。局部会出现发红、发热、触痛、肿胀和脓性分泌物，或者皮肤糜烂或溃疡，严重的会伴有全身菌血症或败血症的表现。

　　术后即刻发生的 AVF 感染通常与手术过程中的无菌技术有关，而晚期 AVF 感染主要见于在无菌技术不足的扣眼穿刺中。AVG 感染通常与造瘘技术、AVG 位置和使用时间有关。患者个人卫生状况是导致接触相关感染发展的最重要的危险因素。然而，感染的发生可追溯到个人、透析设施、工作人员，并可能与针穿刺技术不良有关。

　　在 AVF 中，当穿刺部位疑似感染发生，应避免在该部位穿刺。出现脓肿，需切开引流。在 AVF 感染的患者中，最初抗生素选择应覆盖革兰氏阴性菌和革兰氏阳性菌，其后根据药敏试验结果选择抗生素。对抗生素治疗无效的感染，要关闭动静脉内瘘。在移植物感染中，建议对患有败血症、感染的临床症状和整个移植血管周围渗液的患者进行全动静脉移植物切除。治疗需要同时抗生素治疗和移植物切除。全部移植物切除是根除感染的最有效方法，如果感染局限于移植物的一部分并且超声显示移植物的其余部分没有渗液，则可以进行移植物的部分切除。移植物感染获最好的治疗效果的方式是进行移植物全部切除，其次是大部分切除，部分切除效果最差。

　　血管通路感染是血液透析患者第二大死亡原因，致死率仅次于心血管疾病。虽 AVF 感染在血管通路感染中并不常见，但仍需重视。

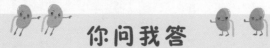

你问我答

1. **内瘘感染那么可怕，我们该怎样预防呢？**

答：注意个人卫生，透析当日，请做好内瘘肢体的皮肤清洁，肥皂水清洁皮肤；保持皮肤完整性，防止局部瘙痒时抓伤皮肤形成感染灶；透析后当天不要清洗穿刺部位皮肤，若需冷热湿敷，最好避开穿刺针眼处；注重营养，提高自身免疫力。

2. **内瘘皮肤瘙痒，忍不住想抓，怎么办？**

答：瘙痒时，我们还是不能抓破皮肤。可使用肥皂水清洗或者安尔碘擦拭皮肤。

3. **发生内瘘感染，该怎样治疗呢？**

答：局部治疗——局部感染，暂停使用内瘘；有脓肿形成时应及时切开引流。全身治疗——使用适当的抗生素，用药常规做血培养及药敏试验。

内瘘感染的原因

→ 无菌操作不严，如手术切口感染、静脉穿刺感染
→ 穿刺部位的皮肤过敏
→ 透析当日，穿刺消毒不彻底
→ 下机压迫不当引起的皮下血肿
→ 全身抵抗力低下
→ 个人卫生习惯不良

内瘘感染的治疗

→ 局部治疗：局部感染，暂停使用内瘘；有脓肿形成时应及时切开引流
→ 全身治疗：使用适当的抗生素，用药常规做血培养及药敏试验

内瘘感染的预防

→ 注意个人卫生，透析当日，请做好内瘘侧肢体的皮肤清洁，肥皂水清洁皮肤

→ 保持皮肤完整性，防止局部瘙痒时抓伤皮肤形成感染灶

→ 透析后当天不要清洗穿刺部位皮肤，若需冷热湿敷，最好避开穿刺针眼处

→ 注重营养，提高自身免疫力

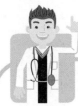

椒盐普通话总结一哈儿：

内瘘感染虽不常见，我们还是要注意到，平时还是要注意预防。平时要随时观察内瘘状况，出现感染症状了，比如局部比如出现发红、发热、触痛、肿胀和脓性分泌物，或者皮肤糜烂或溃疡，我们还是需要就医处理。此外，平时注意个人卫生，保持皮肤的完整性，避免各种原因造成的外伤；防止局部瘙痒时抓伤皮肤形成感染灶；热敷或者冷敷的时候，咱们要记得避开穿刺孔，最好是避开穿刺部位，还有涂抹药物时记得先洗手后抹药；平时也要加强营养摄入，增强抵抗力哦！听从医生的治疗和建议，就没得拐*了。

（朱林芳）

---

* 拐，四川方言，意为差错。

第三节 内瘘血管狭窄，修修扩扩又一年

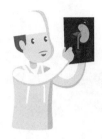

内瘘血管狭窄是血管通路丧失功能的重要原因之一，引起狭窄的原因包括血栓形成、穿刺损伤、手术相关原因、感染、血肿以及静脉内膜增生。其主要病理改变是血管新生内膜增生，当内瘘进行性狭窄，通过血管进入的血流量逐渐减少致血凝块的出现，最终导致内瘘失去功能。

体格检查与影像学检查可以帮助我们早期发现和确诊内瘘血管狭窄。数字减影血管造影（DSA）是诊断内瘘血管狭窄的金标准，对于体格检查，我们可以使用举臂试验和搏动增强试验来进一步评估内瘘血管的流出狭窄。

举臂试验是评估瘘体、流出段、中心静脉段血管狭窄的检查方法。具体做法是：将手臂抬高到心脏水平以上，观察瘘体及流出段血管塌陷情况。在正常的内瘘中，静脉塌陷并使瘘管变平，这反映了内瘘瘘体、流出段以及中心静脉段回流通畅。如果有明显的流出段狭窄，血液回流不畅，局部血管张力增加，不能塌陷，提示表现异常处存在狭窄。除此以外，可以通过使用搏动增强试验来评估流入动脉血流不足的病变。具体做法是：用手指完全压闭自体动静脉内瘘流入段吻合口近端，观察压闭处远端搏动是否增强。通过这种操作，功能正常的内瘘其远心端搏动明显增强，当存在大量流入动脉血流不足时，将不会观察到这种增加，而是搏动增强较弱。

内瘘血管狭窄的干预方法包括经皮腔内血管成形术（PTA）和外科手术。动静脉吻合口或近吻合口静脉内瘘狭窄的患者，可选择外科手术或经皮血管成形术。发生在穿刺部位狭窄者，优选 PTA。内瘘狭窄的一线治疗应该是 PTA，PTA 是治疗复发性狭窄病变的方

法，当病变不适合血管成形术时，应手术修复病变。此外，还有许多其他医疗设备和治疗防治方法，比如新型吻合连接器、混合移植物、西罗莫司和紫杉醇涂层支架，以及生物工程血管。血管腔内介入治疗虽暂时解除了内瘘血管狭窄，但其也可能发生再狭窄。如何预防狭窄的复发仍是一个亟待解决的问题。

你问我答

1. 抗血小板药物/抗凝剂可以预防动静脉内瘘狭窄或血栓形成吗？

答：有研究表明，抗血小板药物应用在一定程度上改善了内瘘血管早期狭窄，但远期疗效还需进一步研究。目前，没有数据支持常规使用抗血小板药物或抗凝剂预防动静脉内瘘狭窄或血栓形成。

2. 狭窄这么吓人，还是判断不来，怎么办？

答：向上移动手臂时，功能正常的内瘘，手臂远端脉冲力会降低，静脉塌陷，瘘管变平。随着严重静脉狭窄的发展，狭窄下方内瘘的张力增加，静脉不能塌陷。如果自己仍然不能判断，并担心内瘘血管发生狭窄，可通过血管造影证实。

3. 除了物理检查，哪些表现可以提示内瘘血管狭窄发生？

答：透析器经常凝血（每月发作 1 次以上）、内瘘穿刺困难（通常是狭窄引起）、拔针后止血困难（发生在拔针后 20 分钟以内，常常是由于通路内压力过高所致）以及手臂持续肿胀这些征象都提示内瘘血管狭窄的存在。

4. 内瘘血管狭窄了，怎样治疗呢？

答：包括经皮腔内血管成形术（PTA）及外科手术。发生狭窄的部位不一样，优选方案也有差异。发生在动静脉吻合口或近吻合口静脉者可以选择外科手术或者 PTA，发生在穿刺部位者优选 PTA。如果内瘘狭窄并伴有血栓，应尽快处理，结合影像学，可采用经皮介入技术取栓，并行血管成形术，或者用外科手术取栓并纠正血管狭窄。

预防
→ 适当的护理，包括防止外伤、受压、内瘘使用不当和感染

治疗
→ PTA、外科手术、放置支架、机械性扩张术

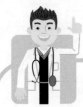

椒盐普通话总结一哈儿：

动静脉内瘘狭窄主要病理改变是血管新生内膜增生。管腔内介入治疗可暂时解除内瘘的狭窄，但也可能再狭窄，可能需要再次球囊扩张。必要时可能需要外科手术重建。内瘘狭窄仍是我们维护患者生命线最大的敌人，需要及时发现和积极治疗。修修扩扩又一年。

（朱林芳）

第四节　内瘘侧肢体的疼痛、肿胀，不可小觑

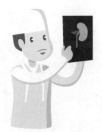

中心静脉狭窄和患肿胀手综合征的患者都可能出现内瘘侧肢体疼痛、肿胀。本节主要从肿胀手综合征讲解。内瘘静脉远端压力增高，静脉回流受阻持续存在，或者动脉血通过吻合口逆向流向静脉远心端状态持续，静脉腔内高压力传递到毛细血管，引起组织水肿、缺氧和色素沉着，严重的可出现溃疡、坏死，称为

肿胀手综合征。其基本病理改变为静脉远端压力增高。引起静脉高压症的基本病理改变是内瘘静脉血回流不畅，静脉压增高，导致毛细血管网压力增加，液体渗入到组织间隙，引起肢体肿胀。静脉高压引起相应肢体静脉淤血、曲张、组织水肿，皮肤出现淤斑。患者会有胀痛感觉。严重者，组织因淤血缺氧，发生溃疡坏死。血管造影是明确病变部位和程度的金指标。

肿胀手综合征的病因：①内瘘侧侧吻合，静脉远心侧受动脉血流冲击。②内瘘端侧吻合，吻合口附近静脉分支未结扎。③近心端静脉狭窄或闭塞。④静脉瓣功能受损或增厚。⑤心包积液加重静脉高压。

内瘘术后早期可以抬高术侧肢体，增加血液回流。早期也可握拳锻炼。对于长期肿胀严重的患者，要依据造成静脉高压的病因进行处理，可通过手术方法进行缩瘘和闭瘘治疗。同时不要忘了筛查中心静脉血管狭窄和闭塞引起的内瘘侧肢体肿胀，并尽早治疗。

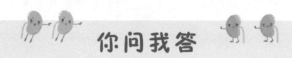

你问我答

1. 内瘘建立术后，术侧肢体肿胀，怎么办？

答：动静脉内瘘建立，动脉血直接进入静脉，使得静脉血流量大幅度增加。当静脉腔没有发生适应性变粗，静脉回流阻力明显增高，肢体远端可能会出现短暂的水肿，可能会出现一过性的手背水肿。随着静脉血管发育，血管腔增粗，静脉压力下降，水肿一般会在几天内消退。

2. 术后早期怎样预防肿胀手综合征呢？

答：内瘘术后早期可抬高患肢，握拳锻炼，增加血液回流；长期肿胀严重者，可咨询医生通过手术治疗或重新造瘘。

3. 肿胀手综合征的预防措施有哪些呢？

答：①腕部内瘘手术避免侧侧吻合。②拟做内瘘侧，尽量避免锁骨下静脉置管，若必须插管则保留不宜过久，以免造成静脉狭窄。③穿刺时避免内瘘感染、出血。④有插管史、糖尿病史、血管疾病史、安装心脏起搏器史、外伤史的患者，术前要告知医生。必要时做血管造影。

肿胀手综合征的原因

→ 常见于侧侧吻合术后在动脉血流的高压灌注下，静脉回流受阻，导致毛细血管内压升高，从而产生手部持续性肿胀

肿胀手综合征的治疗（内瘘本身）

→ 头静脉近心端狭窄者，需解除近心端的狭窄或使头静脉血液回流通畅。也可以直接关闭内瘘，在另一侧建立新的内瘘

肿胀手综合征的治疗

→ 锁骨下静脉狭窄者，如果要保留内瘘，则需在狭窄段放置支架，如果不需要保留内瘘，直接关闭内瘘，可不处理狭窄的静脉

肿胀手综合征的预防

→ 腕部内瘘避免侧侧吻合
→ 拟做内瘘侧尽量避免锁骨下静脉置管
→ 穿刺时避免内瘘感染、出血

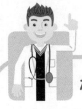

椒盐普通话总结一哈儿：

肿胀手综合征听起来好"高大上"，其实主要是静脉回流不畅，引起相应肢体出现肿胀、静脉淤血，严重会出现炎症、破溃、坏死。所以内瘘侧肢体的疼痛、肿胀，不可小觑，记得及时到医院就诊咨询哦，可能需要球囊扩张、缩瘘、闭瘘。内瘘侧肢体疼痛、肿胀，同时也有可能是中心静脉狭窄和闭塞引起的，都需要积极处理哦。

（朱林芳）

第五节　带隧道和涤纶套的透析
导管相关性感染，预防与治疗并重

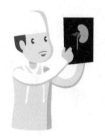

　　带隧道和涤纶套的透析导管（tunnel-cuffed catheter，TCC）感染是透析患者发生并发症并拔除导管的主要原因。TCC 相关性感染包括导管出口处感染（距离导管出口 2 cm 以内）、隧道感染（距离导管出口 2 cm 以上）和导管相关血流感染。其临床表现多样，可表现为无症状的菌群定植。导管出口处感染时炎症局限于穿刺部位导管周围、不超过导管鞘套，伴有渗出。隧道感染为导管鞘套上端的置管处表面皮肤出现红肿和疼痛，穿刺点引流的分泌物培养呈阳性。导管相关血流感染患者导管血的血培养呈阳性，常在透析开始后数分钟至 30 分钟出现畏寒、寒战、发热等全身症状，发热可高达 40℃。少数患者可以出现延迟发热，即透析结束后低热。

　　导管相关血流感染可能来自广谱的革兰氏阳性菌和革兰氏阴性菌。血液透析患者中相当大比例的葡萄球菌感染是耐甲氧西林金黄色葡萄球菌。从抗金黄色葡萄球菌感染而言，莫匹罗星（如百多邦）被广泛应用。此外，不少研究证实，氯己定用于导管操作消毒，可预防导管的感染，减少感染的发生率。

　　如果是隧道口感染，可局部消毒、使用抗生素软膏或口服抗生素治疗；隧道感染，拔除导管，且抗生素治疗 7～10 天。导管感染或者高度怀疑导管感染时，应立即采血培养，从导管动静脉腔内和外周血采血培养标本，并比较细菌生长时间，当导管血细菌生长时间早过外周血细菌生长时间 2 小时以上，考虑为导管感染。或者将拔出的导管尖端留取标本进行细菌培养，半定量培养菌落数 ≥

15 CFU 为阳性，定量培养菌落数≥100 CFU 有诊断价值。血常规检查有助于全身感染的判断，但有些细菌感染并不一定导致白细胞升高。采血培养标本的同时立即静脉使用抗生素治疗，初始经验性使用抗生素，然后依据病原学结果调整抗感染方案，静脉使用抗生素同时采用抗生素封管，且必须严格按照导管标记的导管腔容量推注封管溶液。导管相关性血流感染，抗生素封管必须在 3 周以上，延长 1~2 周的抗生素封管可巩固疗效，但不推荐预防性抗生素封管。

　　减少感染发生率，需注意以下方面。①无论是置管手术时还是上下机操作治疗时，都需强调无菌技术操作。②勤观察，注意导管周围是否有渗血、渗液、红肿、脓性分泌物等。③上下机操作时，患者需戴无菌口罩。④注意个人卫生，保持插管局部皮肤的清洁干燥，勤换衣物。⑤合理使用抗生素。⑥加强营养，提高自身免疫力。

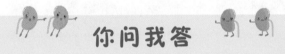

你问我答

1. 洗澡时候不小心把敷料打湿了，可不可以用电吹风吹干？

　　答：洗澡时应该避免打湿敷料，防止细菌在导管口局部沿导管局部进入体内而发生感染。如果不小心被打湿了，千万不能用电吹风吹干，正确处理方法是消毒皮肤后及时更换无菌敷料，预防感染的发生。

2. 导管出口附近的皮肤瘙痒、发红、有脓性分泌物，怎么办？

　　答：瘙痒时避免搔抓置管部位，以免将导管拽出。搔抓皮肤，破坏皮肤完整性，会给细菌定植乘虚而入的机会。应留分泌物做培养，加强局部换药，一般用安尔碘由内向外消毒 2 次，观察体温变化，并就医处理。

3. 医生，是不是 TCC 感染了，就要拔管处理？

　　答：多数情况下局部感染经局部使用或口服抗生素后即可控

制，不需要拔除导管。针对可疑细菌应用抗生素治疗后，如果患者临床状况稳定，导管仍可留置在原部位；如果患者症状延迟 72 小时以上无好转，则必须拔除导管。TCC 霉菌感染，拔管的可能性更大。所以具体情况仍需医生做判断后处理。

4. 如果我的导管感染了，一般怎样治疗呢？

答：一旦怀疑导管相关性血流感染，无论是否保留导管，应立即行导管腔内及外周血病原学检查，并开始通过静脉或导管途径遵医嘱应用抗生素，同时必须应用抗生素封管，不建议未经治疗就拔出感染的管道。

5. 减少感染发生率的注意事项有哪些？

答：置管患者需重视个人卫生，保持敷料清洁、干燥，对潮湿的敷料应及时更换。临时性中心静脉置管患者，建议用擦浴。患者和家属均不应该随意打开纱布敷料的包裹以免感染，不能拧开导管肝素帽，防止漏血、进气。导管只做透析专用，不能用于输液、输血或其他操作。每日监测体温，观察置管处有无红、肿、热、痛等感染征兆。

导管感染部位

→ 导管细菌定植
→ 导管出口感染
→ 导管隧道感染
→ 导管相关性血流感染
→ 导管相关性迁移性感染

TCC 抽血培养

→ 从外周静脉和中心静脉导管内抽取 5～10 ml 血液进行培养并进行定量分析，当为同一种细菌时，且导管血的细菌数是外周血的 5～10 倍时便可以诊断为导管腔内感染

减少感染发生率的注意事项

→ 注意导管周围是否有渗血、渗液、红肿、脓性分泌物等，一旦出现红、肿、热、痛等现象，应立即就诊，以防感染扩散
→ 上下机操作时，患者需戴无菌口罩
→ 注意个人卫生，保持插管局部皮肤的清洁干燥，勤换衣物

TCC 感染治疗

→ 行导管腔内及外周血病原学检查并遵医嘱应用抗生素
→ 抗生素封管
→ 视情况，导管拔除

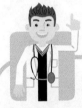

椒盐普通话总结一哈儿：

没呵*你，感染是拔除导管和导管功能障碍的重要原因。减少感染还需重在预防。减少污染的环节：敲砖啦！注意个人卫生，保持插管局部皮肤的清洁干燥，勤换衣物，加强营养，提高自身免疫力；导管出口部位注意不要浸水哦。如果还是不幸发生感染的话，不要心焦，请及时就医处理。及时留取标本做细菌培养和药敏试验很重要哦。外周静脉使用抗生素同时采用抗生素封管，推荐抗生素封管 3 周以上，但具体封管时间还需听听主管医生的建议哟。

（朱林芳）

---

* 呵，四川方言，意为骗。

第六章

心血管并发症

第一节　高血压，背后的故事有点多

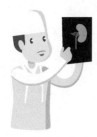
　　高血压是血液透析最常见的并发症之一，也是心脑血管并发症最重要的独立危险因素。据统计，有近80%的尿毒症患者伴有高血压。肾小球肾炎、原发性血管病变和糖尿病肾病透析患者中高血压发病率高达90%。

　　尿毒症患者的血压持续增高的原因与心输出量和总外周血管阻力增加等密切相关。包括水钠潴留导致容量负荷增加；肾素—血管紧张素—醛固酮系统（RAAS）被激活；细胞内游离钙增加与甲状腺激素水平增高；自主神经系统病变导致交感神经系统紊乱。

　　按照世界卫生组织（WHO）/国际血液学学会（ISH）诊断标准，未服用降压药收缩压≥140 mmHg和舒张压≥90 mmHg，或以往有高血压服药控制血压正常，诊断为高血压。

肾脏疾病患者生存质量治疗（KDOQI）指南关于透析患者心血管疾病的临床实践指南提出维持性血液透析患者理想血压是在透析前应 < 140/90 mmHg，透析后 < 130/80 mmHg。KDOQI 指南特别强调对慢性肾脏病（CKD）患者血压动态监测（ABPM）。中国的指南建议透析患者透析前的血压至少控制收缩压在 160 mmHg 以下。

对于维持性血液透析患者高血压的治疗，最重要的是限制水分和盐分的摄入。因为大多数血液透析患者的高血压是容量依赖性的。透析超滤治疗对消除患者容量超负荷非常有效。80% 以上的透析患者通过加强超滤、降低血容量可帮助血压达标。所以，透析后能否达到干体重是透析患者控制血压的关键因素。患者需控制水分的摄取，两次透析间期体重增长应小于干体重的 5%，饮水量一般以前一日尿量再增加 500 ml 为准；限制钠盐摄入，予以低盐饮食，有尿患者控制在 3～5 g/d，无尿患者应控制在 1～2 g/d。

血液透析患者在达到干体重状况下，容量负荷降至临界水平，仍有很多患者还需要借助药物控制血压。

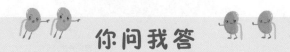

你问我答

1. 高血压有什么危害？

答：高血压是以动脉血压升高为特点的"心血管综合征"，是心脑血管疾病高危因素，对心脑血管靶器官造成持续性严重损害。高血压与近一半以上心脑血管疾病发生有关；高血压导致死亡人数占我国心血管死亡总人数比重达 60%，每年约 200 万患者死于与高血压有关疾病，给家庭、社会和国家带来沉重的经济负担。

2. 为什么要进行 24 小时动态血压监测？

答：偶测血压由于测量者测量方法的偏差，受环境和时间的影响大，尤其是出现白大褂高血压效应使诊断的准确性受影响，不能真正了解降压药的作用高峰、低谷及持续时间和是否有治疗过度或不足，不能观察到血压的动态变化和昼夜节律，不能准确判断高血压的治疗效果。24 小时动态血压监测可以获得较多的血压信息，可使患者生活在完全熟悉的环境中，避免了环境紧张因素造成的血压升高，对疗效评价更加全面。

3. 血压测定的注意事项是什么？

答：①测量血压前不可运动或有较大的情绪变化，如有这些情况，应休息 15～30 分钟再测量。②对需密切观察血压者，应做到"四定"，即定时间、定部位、定体位、定血压计。③发现血压有异常，应重测，相隔 1～2 分钟重复测量，取 2 次读数的平均值，如果收缩压或舒张压的 2 次读数相差 5 mmHg 以上，应再次测量，取 3 次读数的平均值记录。

4. 透析患者降压药合理用药的原则是什么？

答：①联合用药，增加疗效，减少不良反应。②选用长效降压药，每日一次服用，提高依从性。③尽量选择不被透析清除的药物。④根据患者的并发症，个体化选择降压药。

透析患者血压控制标准

→ 维持性血液透析患者理想血压是在透析前应 < 140/90 mmHg，透析后 < 130/80 mmHg

透析患者血压测定注意事项

→ 对需密切观察血压者，要做到"四定"，即定时间、定部位、定体位、定血压计

透析患者如何控制水和盐

→ 两次透析间期体重增长应小于干体重的5%，饮水量一般以前一日尿量再增加500 ml为准；限制钠盐摄入，予以低盐饮食，有尿患者控制在3~5 g/d，无尿患者应控制在1~2 g/d

透析患者降压药合理用药的原则

→ 联合用药，增加疗效，减少不良反应
→ 选用长效降压药，每日一次服用，提高依从性
→ 尽量选择不被透析清除的药物
→ 根据患者的并发症，个体化选择降压药

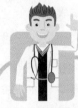

椒盐普通话总结一哈儿：

　　血液透析患者因为疾病原因，大多数患者憨憨都有高血压。控制好血压才能避免严重并发症的发生。如果能够控制好水盐的摄入，高血压的控制就做到了关键的第一步。降压药合理用药也很重要，可在医生的指导下联合用药，选用长效降压药，尽量选择不被透析清除的药物，并根据患者的并发症个体化选择降压药。

（朱　影）

第二节　透析低血压，这个治疗有点"繁"

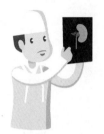

血液透析患者发生最多的急性并发症就是透析低血压，发生率为20%～40%。透析中发生低血压时，患者会感觉非常的难受，头晕眼花、肌肉痉挛、浑身乏力、出冷汗、恶心、呕吐，血压可以在90/60 mmHg及以下，也可有明显下降，甚至测不出。严重情况下会出现面色苍白、呼吸困难。还有些特殊表现是低血压的早期反应，如打哈欠、腹痛有便意（不要以为是真的拉肚子哦）、头晕头痛、后背发酸等，早期发现并采取措施，可以避免低血压的发生。有些透析低血压的患者没有临床症状。有些患者会在进食后发生低血压，是因为全身血容量重新分布，使循环血容量减少。

透析早期的血压下降，可能是刚刚开始透析，对于透析血容量降低还不适应。还有一种情况是由于年龄大和病情重，另外还有过敏反应和心脏病变引起。在透析中、后期血压下降，多是由于超滤速度过快、超滤过多引起。

患者发生低血压后，医务人员会立即将患者置于平卧位，头稍低。这样会促进心脏血液回流。同时调低透析血流量，减少超滤量。快速补入生理盐水100～200 ml。经处理后大多数患者即可缓解。必要时可输入高渗液体，如高渗葡萄糖液、血浆、白蛋白等。如患者仍未好转，应立即使用升压药，检查是否有心包压塞等心脏本身原因并采取相应的措施。如果透析患者低血压在进食后发生，应该将进食放在透析后进行。

你问我答

1. 什么是干体重?

答:血液透析的目的之一是消除体内多余的水分,临床上以干体重为标准,也称"目标体重",即水在正常平衡条件下的体重,表明患者既没有水潴留,也没有脱水时,自觉很舒适的体重,也是血液透析结束时希望达到的体重。

2. 透析相关性低血压的原因是什么?

答:①有效血容量的减少,透析时会将患者血液引出,进入体外循环,经过透析器清除毒素和多余水分。这时,有效血容量减少,血液浓缩,蛋白浓度增加,毛细血管外液不断移向毛细血管内,这个过程叫作毛细血管再充盈。如果透析过多过快,超滤率大于毛细血管再充盈率,就会发生低血压。②血浆渗透压的变化,因为透析清除了尿素、肌酐等溶质,血浆渗透压迅速下降,并且与血管外液形成一个渗透压梯度,促使水分移向组织间及细胞内,有效血容量减少,导致血压下降。③自主神经功能紊乱,是低血压发生的原因之一。④生物相容性对血压的影响,生物相容性差的透析材料,可以激活补体,使白细胞黏附在肺毛细血管床上,造成低氧血症。补体激活后产生一些过敏性物质,对心血管功能有不良的影响。⑤心脏及全身因素,如果患者原有心脏疾病(瓣膜病、严重心律失常、心包积液、心力衰竭等)或者全身疾病(糖尿病、严重营养不良、低钠或低蛋白血症等),在透析中极易发生低血压。⑥腹腔内脏血液蓄积,有的患者在透析中进食容易引起低血压。

3. 怎样预防透析相关性低血压?

答:对于首次透析患者要做好心理护理,解除其思想顾虑和惧怕心理,实施短时间、低血流量和低透析器面积的诱导透析。超滤量根据干体重增加的情况来计算,尽量控制在患者体重的5%以内。

在透析方案上使用生物相容性好的透析材料。反复出现透析性低血压患者可考虑序贯透析或血液滤过。同时注意在透析前停用降压药物，改在透析后服用。积极治疗患者心血管并发症和感染。吸氧和低温透析有利于减少透析低血压。

透析低血压的临床表现
→ 血压可以在 90/60 mmHg 及以下
→ 头昏眼花
→ 肌肉痉挛
→ 浑身乏力

透析低血压的常见原因
→ 超滤量过多及超滤速度过快

透析低血压处理
→ 患者置于平卧位，头稍低
→ 调低透析血流量，减少超滤量
→ 快速补入生理盐水 100 ～ 200 ml

透析低血压的预防
→ 超滤量不超过患者干体重的 5%
→ 透析前停用降压药物

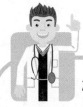

椒盐普通话总结一哈儿：

嘟个回事哦，透析时还可能要发低血压。医生说是我回去水喝多了，超多了水，憋憋要遭低血压的。看来水盐控制对我们血液透析患者来说真的是很重要的哦。每次超滤量不要超过体重的 5%，或每小时 13 ml/kg 体重。

（朱　影）

第三节　心搏骤停，从 ABC 到 CAB

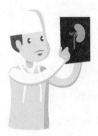

心搏骤停的定义

心搏骤停是猝死的主要原因，是由多种原因引起的心脏突然丧失有效的收缩和泵血功能而突然停止射血，引起有效循环突然停止，致使全身脏器供血中断，引起组织器官缺血缺氧和代谢障碍而产生的一系列症状、体征，包括意识丧失，可伴抽搐，晕厥和大动脉搏动消失，如不进行及时、正确的抢救，即会造成脑与全身器官组织的不可逆损害而导致死亡。

心搏骤停的临床征象

在发生心搏骤停前有数天或数周，甚至数月的前驱症状，感觉心脏绞痛、呼吸有点困难或心跳特别快的情况比平时更加严重，更易于觉得疲劳。也可能没有任何前驱症状。心搏骤停发作时，长时间的心绞痛、急性呼吸困难、突然感觉特别的心慌、感觉心跳一直过快、出现头晕目眩等。随后突然出现意识丧失或伴有短暂全身性抽搐，有时伴眼球偏斜；呼吸停止，皮肤及黏膜变成土灰色或者由苍白变成发绀，瞳孔散大，心跳及脉搏均消失，血压测不出。如果在 4～6 分钟未予心肺复苏，开始发生不可逆脑损伤。如在 8 分钟内未予心肺复苏，除非在低温等特殊情况下，否则几无存活。

心搏骤停的急救

一旦确定心搏骤停，应立即进行急救，进行心肺复苏（CPR）。包括：人工胸外按压（circulation）、开放气道（airway）、人工呼吸（breathing）。2010 年美国心脏协会复苏指南顺序由 A→B→C 修改为 C→A→B。现场复苏时，单人操作时首先进行胸外按压 30 次，随后打开呼吸道并进行人工呼吸 2 次。

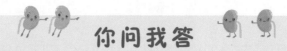

你问我答

1. 在院外我们如何判断心搏骤停？

答：患者突然出现意识丧失、昏倒、面色变成土灰色或者由苍白色变成发绀，瞳孔扩大，眼球上翻偏斜，心跳和脉搏都消失了。简单的判断就是如果发现患者突然倒地并且意识丧失，在确定周围环境安全后，立即拍打患者的双肩并呼叫患者，判断患者的反应，一旦发现患者没有反应且无呼吸或者呼吸几乎停止（用耳朵贴近患者的口鼻处有无呼气气流，同时观察胸部有无起伏）。应立即请周围人（无人时自己）拨打急救电话（120）。

2. 怎么判断颈动脉搏动在哪里？

答：颈动脉搏动在甲状软骨与胸锁乳突肌前缘之间和下颌角处最易摸到。非专业施救者判定患者有没有颈动脉搏动可能相当困难，因此，非专业人员可以不检查脉搏搏动，直接开始胸外按压。医务人员检查颈动脉搏动的时间不应该超过10秒，若在10秒内无法明确感觉到脉搏，应立即开始胸外按压。

3. 怎么在现场抢救心搏骤停的患者？

答：判断患者出现心搏骤停后立即呼救，确定环境安全后立即进行心肺复苏术。

（1）准备。确保患者平躺的地面坚实，施救者应该跪在患者右侧的胸部旁边，双膝分开与肩同宽。

（2）胸外按压（C）。胸外按压30次。按压手法：采用双手叠扣法，施救者一只手的掌跟放在患者胸骨的中下部（按压部位为两乳头连线的中点），然后两手重叠，手指离开胸部；腕肘关节伸直，利用身体重力，垂直向下以掌跟用力按压，按压时保持肘关节固定，双臂伸直与患者的胸壁成90°角。成年人：按压深度为胸骨下陷5～6 cm；按压频率为100～120次/分，胸部按压和放松的时间要大致相等，每一次按压要允许胸部充分回弹。

（3）开放气道（A）。将头侧向一方，用右手食指清理口腔内异物，判断有无颈部的损伤。若无颈部损伤，用仰头抬颏法，方法为施救者左手小鱼际置于患者前额，手掌用力向后压使其头部后仰，右手中指、食指剪刀式分开放在患者颏下并向上托起，使气道伸直。未经训练的普通人可以只进行胸外按压，不必进行保持气道通畅的相关操作。

（4）人工呼吸（B）。以 30∶2 的比例进行胸外按压与人工呼吸。即在迅速进行 30 次胸外按压后紧接着口对口或口对鼻吹气 2 次。口对口人工呼吸时，应先保持气道通畅，捏住患者的鼻子，并口对口密闭，每次超过 1 秒的吹气（同时观察患者胸廓是否抬起），但应避免过度吹气。持续心肺复苏，胸外按压与人工呼吸比为 30∶2，每进行 5 个循环周期，约 2 分钟要进行评估，观察患者有没有反应。以此法周而复始进行，直至复苏或抢救人员的到来。对于没有经验的人员，也可以一直只做胸外按压直至 120 救护人员到达。如果有装置，医务人员也应该考虑进行除颤以提高心肺复苏的成功率。

心搏骤停临床征象	心搏骤停的急救
→ 突然意识丧失或伴短暂全身抽搐	胸外按压
→ 呼吸停止	→ 按压部位：两乳头连线的中点
→ 瞳孔散大	→ 深度：胸骨下陷 5～6 cm
→ 心跳及脉搏均消失	→ 频率：100～120 次/分
→ 皮肤及黏膜变成土灰色或者由苍白变成发绀	→ 次数：30 次/循环
→ 血压测不出	开放气道
	人工呼吸
	→ 30∶2 的比例进行胸外按压与人工呼吸

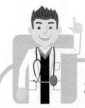

椒盐普通话总结一哈儿：

你要是走在街（gāi）上，看到哪个倒了，一定要帮忙哦！你先喊他，看喊不喊得应？要是不吭声，就摸一下他的脖子那的那个颈动脉。要是不跳了，赶紧打120。有急救资格的人，可考虑做胸外按压，按压的位置就是在两乳头连线的中点处，掌根重叠放于另一手手背上，肩手保持垂直用力向下按压。成年人下压深度为5～6 cm，按压频率为100～120次/分。在保持气道通畅后，口对口吹气2次。这样做，一直到那娃儿醒过来或者救护人员来了。有点累哈，但救人一命，胜造七级浮屠。哥老倌，雄起！

（陈　辉）

第四节　恶性心律失常，这个"杀手"有点狠

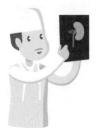

心律失常是指心跳的速率和节律发生改变。恶性心律失常是由于心律失常而引起的严重血流动力学改变并威胁患者的生命。根据心律失常伴低血压和重要脏器灌注不足可分成快速型和缓慢型心律失常。常见的快速型心律失常有室性心动过速、心室颤动、室上性心动过速、心房颤动、心房扑动等；常见的缓慢型心律失常有窦性停搏、严重心动过缓、严重房室传导阻滞、缓慢依赖性室性心动过速、心室颤动等。

发病原因

（1）生理性因素。情绪激动、过度活动、酗酒等。

（2）病理性因素。冠心病、高血压心脏病、心肌病、肺心病、甲亢性心脏病、心包炎等。

（3）电解质及酸碱平衡紊乱。低血钾、高血钾、低血钙、酸中毒等。

（4）药物因素。洋地黄、奎尼丁等。

（5）其他。各种感染、缺氧、高热、低温、心脏导管检查、心脏手术等。

临床表现

快速型心律失常可表现为心悸，心率可为 100～200 次/分，节律不齐、胸闷、眩晕、急性胸痛、颜面苍白、发绀、血压下降、烦躁不安、大汗淋漓、抽搐、呼吸停止甚至死亡。

缓慢型心律失常表现为头晕、眼花、晕厥、心率小于 45 次/分，心律规则或不齐、抽搐、鼾声呼吸、阿—斯综合征发作、神志丧失、心脏停搏。

处理原则

（1）针对血流动力学不稳定的急性心律失常的处理，如一般快速型室性心动过速常用药物是利多卡因、普罗帕酮、胺碘酮进行静脉推注。

（2）若为心室颤动与无脉搏性室性心动过速：应电除颤后立即开始心肺复苏。若为严重缓慢型心律失常应针对心脏停搏、严重心动过缓、无脉搏性电活动立即应用体外经皮心脏临时起搏器。

（3）若患有冠心病或陈旧性心肌梗死、频发室性期前收缩（10 小时）和左室射血分数降低者可静脉植入埋藏式心脏复律除颤器（implantable cardioverter defibrillator，ICD）。

（4）针对频繁发作的室性心动过速，药物治疗效果不佳、不能耐受或拒绝服药者；无休止室性心动过速；发作时血流动力学不稳定的单形性或多形性室性心动过速，室性心动过速频繁发作药物治疗无效，或植入 ICD 后频繁放电的患者，应经射频导管消融治疗。

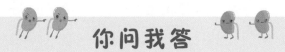

你问我答

1. 哪些人要当心恶性心律失常的发生？

答：目前或曾经发生过心肌梗死，心脏收缩功能不佳的患者；曾经诊断为心肌病包括扩张性心肌病、肥厚性心肌病等，易发生快速型恶性心律失常。缓慢型心律失常的病情进展缓慢，年纪较大者比较容易发生，特别是本来存在心动过缓或者房室传导阻滞的患者。这些患者都需要定期进行心电图和动态心电图的检查。

2. 为什么血液透析患者必须要限制钾的摄入？

答：肾功能正常者，钾主要依靠肾脏分泌，90%～95% 的钾负荷通过肾脏排出，仅小部分通过肠道排出。尿毒症患者只有通过血液透析治疗才能把体内的钾排除，患者食用大量含钾高的食物，若未及时进行透析治疗，就会导致高钾血症，高钾血症可导致严重的恶性心律失常，是急、慢性肾衰竭死亡的重要原因之一。血钾过高后，患者早期常有四肢及口周感觉麻木，极度疲乏、肌肉酸疼、肢体苍白、皮肤湿冷。若血钾高过 7 mmol/L 时，四肢麻木，软瘫，先躯干，后四肢，最后影响到呼吸肌，发生窒息。

3. 血液透析患者该如何减少钾的摄入？

答：钾摄入不超过 2 g/d。当每日尿量超过 1 500 ml 时，可不必严格限制钾。含钾高的食物：蔬菜类如杏鲍菇、草菇、花椰菜、大头菜、豌豆苗、黄豆芽、龙须菜等。水果类如草莓、阳桃、哈密瓜、干燥水果、硬柿。汤汁调味类如高汤、浓汤、火锅汤、肉汁、鸡精、人参精等。其他：巧克力、咖啡、茶、运动饮料、梅子汁、坚果类、无盐酱油等。去除钾的方法：蔬菜先切小片经热水烫过后捞起，倒掉汤汁再拌煮、油炒。水果也是切小块后用水浸泡 1～2 小时食用。

<table>
<tr><td>

心律失常发病原因

→ 生理性因素：情绪激动、过度活动

→ 病理性因素：冠心病、高血压心脏病、心肌病、肺心病、心包炎等

→ 电解质及酸碱平衡紊乱：低血钾、高血钾、酸中毒等

→ 药物因素：洋地黄、奎尼丁等

</td><td>

临床表现

快速型心律失常

→ 心悸，心率可为 100～200 次/分

→ 胸闷、眩晕、急性胸痛

→ 颜面苍白、发绀

→ 烦躁不安、大汗淋漓

缓慢型心律失常

→ 头晕、眼花、晕厥

→ 心率 <45 次/分

</td></tr>
</table>

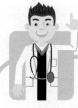

椒盐普通话总结一哈儿：

心律失常，一般都是心脏出问题了，要是心脏出问题了，一定要注意，首先要控制好情绪，不要动不动就冲动、发脾气或者生闷气。冲动是魔鬼，做啥子都要心平气和。其次，得了心脏病要按时吃药，定期检查，医生让吃的就吃，不让吃的就不吃。反正，只要心里头不舒服了，一定要去医院看，莫在家拖倒起。

（陈　辉）

第五节 急性左心衰，上气不接下气

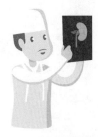

急性心力衰竭简称急性心衰，是指由于急性心脏病变引起心排血量显著、急骤降低导致组织器官灌注不足和急性淤血综合征，临床上最常见的是急性左心衰竭，简称急性左心衰。患者起病急骤，若不及时抢救或处理不当可直接危及患者生命。

临床表现

（1）劳力性呼吸困难。最早出现的征象。起初在剧烈劳动时如上楼梯、跑步、持重行路等出现呼吸困难，休息后可缓解。随着心功能的进一步减退，呼吸困难逐渐加重，以至于在轻体力劳动或情绪激动甚至交谈时都可以出现呼吸困难。

（2）端坐呼吸。是急性左心衰特有体征。随病情的发展，轻度体力活动即感呼吸困难，严重者休息时也感呼吸困难，以致被迫采取半卧位或坐位，称为端坐呼吸。

（3）阵发性夜间呼吸困难。为急性左心衰肺淤血急性加重的临床表现，典型表现为患者在夜间平卧后或熟睡数小时后突然惊醒，感到胸闷气急、呼吸急促，可伴有频繁咳嗽、咳泡沫样痰及哮鸣音。

（4）急性肺水肿。为急性左心衰的主要表现。典型发作为突然、严重气急，呼吸频率可为 30 ～ 40 次/分，患者呈端坐呼吸，烦躁不安，咳嗽，皮肤苍白、湿冷，口唇发绀，大汗，常咳出大量泡沫样稀薄痰，严重者可从口腔和鼻腔内涌出大量粉红色泡沫样痰。

急救处理

（1）半卧位或坐位，两腿下垂，高流量鼻导管给氧或面罩给氧。

（2）给予正性肌力药，如多巴胺和多巴酚丁胺、磷酸二酯酶抑制剂、新型钙增敏剂、西地兰。

（3）给予血管扩张剂，如硝普钠、硝酸甘油、酚妥拉明静脉滴注。

（4）快速利尿，可选用呋塞米静脉注射。

（5）阿片类药物如吗啡皮下或肌内注射，新生儿及休克、昏迷、呼吸衰竭者禁用，婴幼儿慎用。

（6）给予肾上腺皮质激素，如地塞米松或氢化可的松加入10%的葡萄糖溶液内静脉缓滴，心衰控制后即停用。

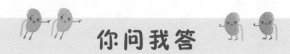

你问我答

1. 引起血液透析患者左心衰的因素有哪些？

答：①摄入水分过多。②高血压是发生心脑血管疾病最为主要的因素。③感染因素。④血液透析治疗不充分，干体重发生变化时并未及时调整超滤剂量。⑤其他因素如重度贫血、患者的动静脉内瘘血流量分流过大，也会加重心脏负荷。

2. 如何减少血液透析患者左心衰的发生？

答：防止身体内液体过多，限制盐的摄入，每日摄入 3 ~ 5 g 盐。严格控制水的摄入，每日饮水量 = 前日尿量 + 500 ml。控制好透析间期的体重增长量，控制在干体重的5%以内。定期监测干体重的变化，及时进行调整。积极治疗高血压。定期监测血液透析患者的透析用通路，保证透析的充分性。纠正贫血的发生，减少血液的丢失及透析过程中凝血的发生，应用促红细胞生成素以及及时补充铁剂及维生素。

左心衰未控制

→ 劳力性呼吸困难

→ 端坐呼吸

→ 阵发性夜间呼吸困难

→ 急性肺水肿

临床主要症状

→ 心率增快、心悸、心慌

→ 周身大汗

→ 端坐呼吸

→ 咳粉红色泡沫样痰

治疗

→ 半卧位或坐位，两腿下垂

→ 高流量鼻导管给氧或面罩给氧

→ 利尿剂

→ 血管扩张剂

→ 正性肌力药物

→ 阿片类药物

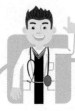

椒盐普通话总结一哈儿：

急性左心衰发作有可能危及生命，所以一定要重视哦。首先要减少引起发生左心衰的诱因，尽量避免情绪过于激动。每天的吃喝拉撒要有规律，做到合理安排。出现症状了，一定要赶紧去医院，最好让患者坐起，家里有氧气袋的赶紧把氧气吸起。

（陈　辉）

第六节　慢性心力衰竭，心跳心累的感觉

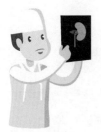

　　心力衰竭（简称心衰）是由于心脏器质性或功能性疾病损害心室充盈和射血能力而引起的一组临床综合征。主要临床表现有引起运动耐量受限的呼吸困难和疲乏，以及导致肺充血和肢体水肿的液体潴留。慢性心衰是指持续存在的心衰状态，往往病情进展缓慢，可以稳定、恶化或失代偿。大多数患者有心脏病病史。针对病因治疗将显著改善心衰预后。中国心衰注册登记研究分析结果显示，心衰患者中冠心病占 49.6%、高血压占 50.9%，风湿性心脏病在住院心衰患者中占的比例为 8.5%，心衰患者住院死亡率为 4.1%。

心衰常见诱因

　　感染、心律失常、缺血、电解质紊乱和酸碱失衡、贫血、肾功能损害、过量摄盐、过度静脉补液以及应用损害心肌或心功能的药物、体力活动与情绪激动。

心衰的治疗

　　（1）一般治疗。①去除诱发因素。②调整生活方式，限制水摄入，低脂饮食，戒烟，肥胖患者应减轻体重。③休息和适度运动，在专业人员指导下，根据心功能分级进行运动训练。

　　（2）药物治疗。根据患者病情选择药物。①利尿剂。②血管紧张素转化酶抑制剂（ACEI）或 ARB。③β 受体阻滞剂。④醛固酮受体拮抗剂。⑤脑啡肽酶抑制剂。⑥钠—葡萄糖协同转运蛋白 2（SGLT2）抑制剂。⑦伊伐布雷定。⑧地高辛。⑨血管扩张药。⑩中医中药治疗。

　　（3）非药物治疗。根据患者病情选择心脏手术、植入 ICD、心

脏再同步化治疗（CRT）等。

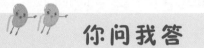

你问我答

1. 如何早期发现血液透析患者的心衰症状？

答：心衰时患者心率增快，出现心慌的症状，呼吸的频率加快且表浅，因缺氧可能出现皮肤黏膜发绀的症状。感觉疲乏或运动耐力明显减低，以及心率增加 15～20 次/分。患者可有体重增加、水肿明显的现象。

2. 我们的心脏功能分哪些级别呢？

答：根据诱发心衰的症状，纽约心脏病协会将心功能分成 4 个等级。Ⅰ级：平日的活动不受影响。日常体力活动不会出现明显的气促（感觉呼吸急促，气短而不均匀）、疲乏（浑身没力气）或心悸（感觉心慌不安，心跳剧烈，可能还感觉胸闷）。Ⅱ级：平日活动轻度受限。休息时无症状，日常活动可引起明显的气促、疲乏或心悸。Ⅲ级：活动明显受限。休息时可无症状，轻于日常活动即引起显著的气促、疲乏、心悸，休息较长时间后症状方可缓解。Ⅳ级：任何体力活动均会引起不适。如无须静脉给药，可在室内或床边活动者为Ⅳa级；不能下床并需静脉给药支持者为Ⅳb级。

常见病因	常见诱因
→ 冠心病	→ 感染
→ 高血压	→ 心律失常
→ 老年性退行性心瓣膜病	→ 体力活动与情绪激动
	→ 输液过多或过快
	→ 出血或贫血
	→ 电解质紊乱和酸碱平衡失调

预防

→ 血压：＜130/80 mmHg
→ 血脂异常：推荐使用他汀类药物预防心衰
→ 改变生活习惯：限盐、限水、低脂饮食、戒烟、限酒、肥胖者减肥
→ 定期检查、检测脑钠肽（BNP）
→ 按时服药

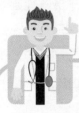

椒盐普通话总结一哈儿：

慢性心衰不是一天两天就造成的，心态一定要端正，得了心脏病，一定要少喝水，少吃盐巴，多关注哈自己的体重，胖子些一定要减肥，少吃些"油爆爆"的东西。定期抽下血检查一下各项指标是不是正常哩，控制好自己的血压、血糖、血脂、体重。还要到康复科老师那里去，让他们帮忙指导下平时咋个活动。

（陈　辉）

第七节　冠心病，隐形杀手

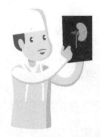

冠状动脉粥样硬化性心脏病是指由于冠状动脉粥样硬化使管腔狭窄或闭塞导致心肌缺血、缺氧或坏死而引发的心脏病，统称为冠状动脉性心脏病或者冠状动脉疾病，简称冠心病，归属为缺血性心脏病，是动脉粥样硬化导致器官病变的最常见类型。

冠心病一般分为：慢性心肌缺血综合征和急性冠状动脉综合征。

（1）慢性心肌缺血综合征，又被称为稳定性冠心病，包括隐匿型冠心病、稳定型心绞痛及缺血性心肌病。

（2）急性冠状动脉综合征分为 ST 段抬高型心肌梗死、非 ST 段抬高型心肌梗死及不稳定型心绞痛。

临床表现为心肌缺血、缺氧而导致的心绞痛、心律失常等。严重者可发生心肌梗死，使心肌大面积坏死，危及生命。

引起冠心病发病的危险因素有动脉粥样硬化、年龄与性别（多发生于中老年人群，男性多于女性，以脑力劳动者居多）、血脂异常、高血压、糖尿病、吸烟、肥胖和超重、不良饮食习惯、心理社会因素和遗传因素等。冠心病的发作常常与季节变化、情绪激动、体力活动增加、饱食、大量吸烟和饮酒等有关。

冠心病的治疗包括：①生活习惯改变，如戒烟限酒，低脂低盐饮食，适当体育锻炼，控制体重等。②药物治疗，如抗血栓（抗血小板药物、抗凝剂）、减轻心肌氧耗（β 受体阻滞剂）、缓解心绞痛（硝酸酯类）、调脂和稳定斑块（他汀类调脂药）、中成药。③血运重建治疗，如介入治疗（经皮冠状动脉腔成形术）和外科冠状动脉旁路移植术（冠状动脉搭桥）。

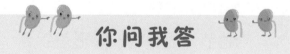

你问我答

1. 如何判断发生心绞痛的危险程度？

答：多数患有典型心绞痛的患者都能掌握自己心绞痛发作的规律，如发作的诱因、发作的时间、发作时疼痛的部位以及心绞痛缓解的时间等，但有时候这种稳定型心绞痛也有可能转向不稳定型心绞痛或者发生急性心肌梗死的情况，所以一定要重视发生心绞痛的危重表现程度。如发作次数比以前频繁、持续的时间比以前长、休息或者服用硝酸甘油不能改善等情况时，说明病情在发生恶化，应警惕，及时就诊。另外，若有心绞痛发作史者，疼痛不能缓解，出现面色苍白、大汗淋漓、心律不齐、血压下降等情况，说明可能发生心源性休克或者严重的心律失常。应立即停止一切活动，就地休息，自己或让周边人拨打 120 急救中心，根据情况服用身边有的急救药物。

2. 心绞痛的患者发作时还会出现其他症状吗？

答：有些心绞痛患者除了出现典型的胸痛情况，还可能会在发作时出现不典型的症状或者出现放射性疼痛如牙齿痛、下颌痛或者咽痛，可出现左侧肩部疼痛、背痛、中上腹部疼痛等情况，可出现恶心、呕吐等消化道症状，也可出现气促、心悸、乏力、头晕等症状。

常见危险因素	常见诱因
→ 动脉粥样硬化	→ 季节变化
→ 年龄与性别	→ 情绪激动
→ 血脂异常	→ 劳累
→ 高血压	→ 吃得太饱
→ 糖尿病	→ 大量吸烟
→ 肥胖和超重	→ 饮酒
→ 吸烟	
→ 心理社会因素	

治疗

→ 生活习惯改变

→ 药物治疗

→ 溶栓治疗

→ 介入治疗（经皮冠状动脉腔成形术）

→ 外科冠状动脉旁路移植术（冠状动脉搭桥）

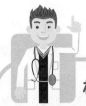

椒盐普通话总结一哈儿：

那些患了冠心病的一定要按时服药，定期检查，吸烟的就莫吸了，胖子些就减下肥，没事的时候就锻炼下身体，在身上备到点硝酸甘油，要是出现胸痛、胸闷，就赶紧舌头下面含一片，每5分钟重复1次，不超过3次，要是不管用，胸痛得像刀子割，出不赢气，感觉肚儿也痛，肩膀也痛，一直冒大汗，就莫到处动了，赶紧打120，等到120来或者请旁边的人帮忙赶紧送到医院去。

（陈　辉）

第八节　心血管疾病的介入治疗：
"白富美"遇到"高大上"

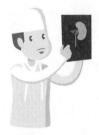

　　心、脑血管疾病是血液透析患者最常见的、死亡率较高的并发症。心血管疾病死亡占美国透析患者死亡原因的51%，也是中国血液透析患者首位死亡原因。目前心脏介入治疗进展很快，对于有经济实力（"白富美"）、又能接受手术风险的血液透析患者，心脏介入手术（"高大上"）可能是一个非常好的选择。

　　心脏射频消融术大家可能都听说过，对于心律失常患者具有非常好的治疗效果。因为其微创、有效，对于快速型心律失常的透析患者同样也是适用的。不过你听说过肾动脉交感神经的射频消融术吗？其实部分顽固性高血压的透析患者是因为交感活性过高。经导管消融肾动脉去交感神经术（国内还在临床试验阶段）以及颈动脉压力感受器治疗，对于难治性高血压是两个非常有前景的介入治疗方式。一般术后血压可下降 10～40 mmHg。术后，患者可能可以少吃 2～4 片降压药，应该说是非常有吸引力的哦。

心肌梗死患者急诊行冠状动脉支架手术大家一定不陌生。冠状动脉支架手术也可以预防和治疗血液透析患者的心肌梗死。经皮冠状动脉球囊扩张和支架置入术是冠心病冠状动脉重度狭窄患者的微创治疗选择之一。部分血液透析患者冠状动脉病变会存在严重的钙化和多支血管病变。如果冠状动脉钙化太严重，可能需要冠状动脉旋磨。如果冠状动脉病变血管支数太多，可能需要分两次安支架，甚至取消支架手术。患者术前要有思想准备哦。

血液透析患者中心房颤动的患病率为 8%～34%。长期口服华法林可预防心房颤动相关的卒中。但在血液透析患者中使用华法林抗凝会有出血风险增加、组织钙化和促进动脉粥样硬化增加以及需要定期监测凝血功能等难题。左心耳封堵术作为一种心脏介入治疗，为口服抗凝药有高出血风险或不能口服抗凝的血液透析患者提供了更佳的治疗方式。

心脏起搏器也非常成功地用于血液透析患者。需留意，部分患者可能因为起搏器导丝的留置而诱发中心静脉狭窄。安置了起搏器的血液透析患者应该注意观察是否有肿胀手和胸壁/腹壁的静脉曲张。这些体征可能提示中心静脉狭窄。

还有一种起搏器，是具有起搏和除颤双重功能的 ICD。在普通人群中，其作为二线治疗，在严重心功能衰竭或有较大的猝死风险的患者的疗效优于抗心律失常药物。美国透析患者中心律失常/心搏骤停者占总死亡人数的 40%。对于心肌梗死后、心功能不全伴有非持续性室性心动过速的患者，一级预防可有效降低患者死亡率和心搏骤停/心律失常的死亡率。故透析患者植入 ICD 是否获益仍然存在争议。但对于患者个体而言，ICD 为这些患者带来了多一层的生命保障。

目前心脏介入治疗进展很快，为血液透析伴严重心脏疾病患者带来了新的选择。尽管缺乏大型临床试验的证据，对个体而言，这些介入治疗为适合它的血液透析患者带来了微创、有效的高科技的治疗选择。

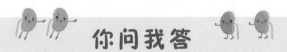

你问我答

1. 心血管疾病并发症对血液透析患者威胁大吗？

答：心血管疾病是血液透析患者最常见的、死亡率较高的并发症。心血管疾病死亡患者占美国死亡透析患者的51%（包括心律失常/心搏骤停40%，心功能衰竭3%，冠心病及心肌梗死5%，其他心脏病3%）。心血管疾病也是中国透析患者死亡原因的首位。

2. 血液透析患者降血压除了生活方式的改变和药物治疗，有微创的介入治疗可以降血压吗？

答：经导管消融肾动脉去交感神经术和颈动脉压力感受器治疗可考虑用于血液透析患者的顽固性高血压的治疗。目前国内经导管消融肾动脉去交感神经术还在临床试验阶段，敬请等待。

3. 血液透析患者可以做冠状动脉支架预防和治疗心肌梗死吗？

答：经皮冠状动脉球囊扩张和支架置入术是冠心病冠状动脉重度狭窄患者的微创治疗选择之一。如果冠状动脉钙化太严重，可能需要冠状动脉旋磨。如果冠状动脉病变血管支数太多，可能需要分两次安支架，甚至取消支架手术。患者术前要有思想准备哦。

4. 血液透析患者心律失常可以做哪些心脏介入治疗呢？

答：心脏射频消融术和起搏器安置术已经成熟用于血液透析患者严重心律失常的治疗。左心耳封堵术可以预防心房颤动相关的卒中并发症。如果患者既往有心肌梗死/心力衰竭伴恶性心律失常，如心室颤动/心脏低射血分数，安置具有起搏和除颤双重功能的ICD，可以在患者出现心室颤动时进行识别和放电，挽救患者的生命。

心血管并发症排血液透析患者死因首位
→ 心律失常/心搏骤停 40%
→ 心功能衰竭 3%
→ 冠心病/心肌梗死 5%
→ 其他心脏病 3%

血液透析患者降血压
→ 生活方式改变
→ 降压药物治疗
→ 颈动脉压力感受器
→ 经导管消融肾动脉去交感神经术

冠状动脉支架手术
→ 治疗冠状动脉重度狭窄
→ 预防和治疗心肌梗死
→ 可能需要冠状动脉旋磨或两次安支架，甚至取消支架手术

心律失常治疗
→ 射频消融术
→ 左心耳封堵术
→ 起搏器
→ ICD

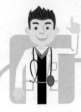

椒盐普通话总结一哈儿：

心血管疾病的介入治疗，"白富美"遇到"高大上"，是哪个和哪个嘛？这里说的"白富美"就是有经济实力的血液透析患者，"高大上"指的是心脏介入治疗，包括：心脏射频消融术治疗心律失常；经导管消融肾动脉去交感神经术和颈动脉压力感受器治疗顽固性高血压；经皮冠状动脉球囊扩张和支架置入术治疗严重冠心病的冠状动脉重度狭窄；左心耳封堵术预防心房颤动相关的卒中并发症；心脏起搏器和 ICD 治疗恶性心律失常及致死性心室颤动。

（周　莉）

第七章

脑血管和神经系统并发症

第一节　脑出血，口吐白沫、神志不清了

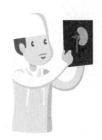

脑出血是血液透析常见的并发症。虽然在现实生活中十分常见，但仍然被许多透析患者忽视。在我国约51%的透析患者死于心、脑血管疾病。透析并发脑出血，可以说是起病突然、来势汹汹啊！

临床表现

患者透析时突然发病，在透析开始后数分钟及数小时发作。患者常突然出现头痛、意识障碍、偏瘫、口吐白沫等症状，并伴血压升高，收缩压＞220 mmHg。严重头痛、昏迷或意识障碍，症状在数分钟或数小时内进展，均提示急性脑出血。

原因

脑出血的主要原因是未控制高血压和脑血管畸形、动脉瘤形

成等。

护理措施

（1）立即通知医生，严密监测生命体征，出血量少、病情稳定者密切观察；定时监测心率、血压、呼吸、神志和瞳孔，继续血液透析，遵医嘱将肝素改为无肝素透析。

（2）控制血压的稳定，避免血压过高，使血压维持在一定范围。在透析过程中可适当调低透析液的钠浓度，使用脱水剂和降压药时，要严密控制好输入速度。

（3）脑疝患者早期常出现呼吸深慢、心率减缓、血压升高，晚期会出现呼吸功能紊乱、血压反而降低。因此要求护理人员严密观测患者的病情发展，尤其要注意心率、呼吸频次的监测，发现异常需立即进行相应处理。准备好各种抢救器材及药物，如病情变化，一旦出现脑疝，立即进行抢救。

（4）透析中一旦发现患者急性脑出血，应立即停止抗凝剂输注，并迅速下机。

（5）诊断为急性脑出血的血液透析患者，建议转入脑卒中单元或神经内科监护室治疗。患者呼吸、吸氧、体温和血糖控制同非透析患者。

（6）伴脑水肿、颅内压升高的大量脑出血（预测出血量 > 30 ml）或脑室出血的患者，应评估外科急诊手术治疗指征，手术适应证同非透析患者。

（7）病情严重者，遵医嘱予以下机，颅内压高的患者立即使用脱水剂（甘油果糖）降低颅内压，应用可降低血压、止血的药物。立即通知家属，并安慰家属，做好心理护理，发生癫痫的患者立即配合医生进行抢救，送入病房进一步治疗。

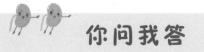

你问我答

1. 血液透析并发脑出血临床表现是什么呢？

答：有的患者在透析过程中突然出现意识障碍、偏瘫、口吐白沫、大小便失禁等症状，并伴有头痛和血压升高。由于不同患者出血量和出血部位不同，其临床预后也大相径庭。如果出血量大，出血波及脑室，形成脑疝，或并发中枢性发热、应激性消化道出血时，后果严重，病死率较高。

2. 遇到患者透析中发生脑出血了该怎么处理呢？

答：①立即通知医生，严密监测生命体征，出血量少，遵医嘱将肝素改为无肝素透析，继续透析。②控制血压的稳定，避免血压过高，使血压维持在一定范围。③护理人员严密观测患者的病情发展，尤其要注意心率、呼吸频次的监测，发现异常需立即进行相应处理。一旦出现脑疝，立即进行抢救。④透析中一旦发现患者急性脑出血，应立即停止抗凝剂输注，并迅速下机。⑤诊断急性脑出血的血液透析患者，建议转入脑卒中单元或神经内科监护室治疗。⑥伴脑水肿、颅内压升高的大量脑出血（预测出血量 > 30 ml）或脑室出血的患者，应评估外科急诊手术治疗指征，送入病房进一步治疗。

3. 脑出血发生的高危风险是什么？怎样预防脑出血的发生？

答：高血压、动脉硬化、脑梗死性出血等都是脑出血发生的高危风险。平时预防脑出血最主要的措施就是控制好血压，保持血压稳定，饮食清淡。具有高危风险的患者，应考虑长期服用抗血小板药物和他汀类药物。

脑出血的表现

→ 突然发病，在透析开始后数分钟及数小时发作，患者常突然出现意识障碍、偏瘫、口吐白沫、大小便失禁等症状，并伴有头痛和血压升高

脑出血的原因

主要原因

高血压

脑出血的处理

→ 通知医生，严密观察心率、血压、呼吸、神志和瞳孔的变化
→ 一旦发生脑疝，及时抢救
→ 控制血压
→ 病情较轻者，无肝素继续透析
→ 一旦发现急性脑出血，遵医嘱下机，送回病房进一步治疗

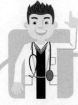

椒盐普通话总结一哈儿：

　　有的血液透析老患者在透析过程中经常不测血压，觉得个人血压高低自己晓得，但当你高血压引起脑出血时，那时就晚了，就只有抢救了哦，抢救的话就说不清楚后果了。所以说是起病突然，来势汹汹呢！还是要乖乖地测血压，把血压控制好才是关键哦！

（杨　洛）

第二节　脑梗死，肢体麻木、口角歪斜了

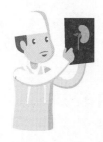

　　脑出血和脑梗死都是血液透析患者神经系统严重的并发症。脑梗死可以说是使人生发生突变的危险疾病。急性缺血性脑卒中（急性脑梗死）是最常见的卒中类型，占全部脑卒中的60%～80%。透析过程中一旦出现，应该争分夺秒，及时抢救，把患者从死神那里抢过来。

脑梗死是怎么发生的呢？

脑梗死是脑血管闭塞或脱落血栓阻塞脑血管，造成血流中断，局部脑组织缺血、缺氧甚至软化、坏死。

脑梗死的临床表现

脑梗死在急性脑血管疾病中起病最迅速，临床症状在数秒、数分钟达到高峰。其临床表现主要取决于栓子的数目、范围和部位及栓子的来源。患者突然出现以下症状时应考虑脑卒中的可能：①一侧肢体（伴或不伴面部）无力或麻木。②一侧面部麻木或口角歪斜。③说话不清或理解语言困难。④双眼向一侧凝视。⑤单眼或双眼视力丧失或模糊。⑥眩晕伴呕吐。⑦既往少见的严重头痛、呕吐。⑧意识障碍或抽搐。

脑梗死的原因是什么呢？

脑梗死的主要原因是动脉粥样硬化。其他原因包括心脏血栓脱落、心房颤动患者右心耳血栓脱落、下肢深静脉血栓脱落等。

我们应该怎么处理呢？

（1）立即通知医生，予以吸氧，将患者头偏向一侧，避免因呕吐物阻塞气管引起窒息。并严密观察患者的意识状态，监测心率、

血压、呼吸、神志和瞳孔的变化。症状较轻且血压低者，予以暂停超滤，迅速建立静脉通道，输入液体维持血压，评估有无低血糖，待患者症状缓解后继续透析。透析过程中严密监测患者各项生命体征。每15分钟观察心率、血压、呼吸、神志和瞳孔，密切观察病情变化，一旦发现异常，立即准备好各种抢救器材及药物，随时进行抢救。应避免：①非低血糖患者输含糖液体。②过度降低血压。③大量液体静脉滴注。

（2）病情严重者，遵医嘱予以下机，可以遵医嘱适当给予扩血管药、血容量扩充剂以改善微循环，必要时送回病房予以溶栓治疗。

（3）立即通知家属，并安慰家属，做好家属的心理护理，发生癫痫的患者立即配合医生进行抢救，送入病房进一步治疗。

你问我答

1. 透析时发生脑梗死有什么表现呢？

答：透析患者在透析过程中突然头痛、呕吐及意识障碍等，偏瘫、失语症状往往突然发生，生命体征表现为血压下降、脉搏细弱或摸不到脉搏、心率增快、心律不齐，严重时出现心跳、呼吸停止。

2. 脑梗死的原因是什么呢？

答：脑梗死的主要原因是动脉粥样硬化。其他原因包括心脏血栓脱落、心房颤动患者右心耳血栓脱落、下肢深静脉血栓脱落等。

3. 有人发生脑梗死我们又该怎么处理？

答：（1）我们应该立即通知医生，将患者头偏向一侧，避免因呕吐物阻塞气管引起窒息。立即观察患者的意识状态，监测心率、血压、呼吸、神志和瞳孔的变化。症状较轻且血压低者，予以暂停超滤，输入液体维持血压，待患者症状缓解后继续透析。透析过程中严密监测患者各项生命体征。每15分钟观察心率、血压、呼吸、神志和瞳孔，密切观察病情变化，一旦发现异常，立即准备好各种抢救器材及药物，随时进行抢救。

（2）病情严重者，遵医嘱予以回血，可以遵医嘱适当给予扩血管药、血容量扩充剂以改善微循环，必要时送回病房予以溶栓治疗。

（3）立即通知家属，并安慰家属，做好家属的心理护理，发生癫痫的患者立即配合医生进行抢救，送入病房进一步治疗。

脑梗死的表现
→ 一侧肢体无力或麻木
→ 一侧面部麻木或口角歪斜
→ 说话不清或理解语言困难
→ 双眼向一侧凝视等

脑梗死的原因
主要原因

动脉粥样硬化

脑梗死的处理
→ 处理气道、呼吸和循环问题
→ 心脏监护
→ 建立静脉通道
→ 吸氧
→ 评估有无低血糖
→ 透析中的患者迅速下机

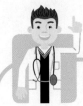

椒盐普通话总结一哈儿：

透析了那么多年，咋个回事哦？咋个透析了回家感觉双手或双脚不能动了呢？怎么一下想说话又说不出来了呢？手脚咋个麻木了呢？你还以为是你太累了哇！不是，那就要怀疑是不是脑梗死了，赶快到医院去找医生，看要不要做个CT，免的哪天透析了回去，人就"拜拜"了，到时候可能连后悔的时间都没有了哦！

（杨　洛）

第三节　不宁腿，辗转反侧、夜不能寐

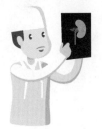

　　"不宁腿"这三个字对于我们血液透析患者来说好像有点陌生，常常会被我们忽略。但一说你最近晚上是不是辗转反侧、夜不能寐，是不是要动一下腿才舒服，你可能会说：是的，就是这种症状。不宁腿综合征是一种常见的神经病变，患病率为0.1%～11.5%，在西方人中多发，亚洲人中发病少见，国内相关流行病学资料罕见。

　　临床表现：患者主要表现为小腿难以形容的不适感、蚁走感、酸胀感，夜晚或休息时加重，运动后可短暂缓解。严重者可侵及上肢并引发夜间睡眠障碍，白天疲乏倦怠，昏昏欲睡，更严重者可以出现焦虑、抑郁等精神症状。

　　血液透析患者不宁腿综合征的治疗包括非药物治疗和药物治疗。

非药物治疗

（1）透析疗法。充分血液透析可使血液中的小分子、中分子毒素得到有效清除。主张尽早透析（于肌酐清除滤降至 10 ml/min 时就开始透析），以防透析过晚，神经病变严重而难以恢复。保证每周 3 次的血液透析，适当增加高通量透析、血液透析滤过以增加小分子、中分子毒素的有效清除。

（2）避免使用可诱发不宁腿综合征的药物或食物。如：①多巴胺受体拮抗剂、止吐药、镇静剂。②抗抑郁药物如舍曲林、西酞普兰等 5 - 羟色胺再摄取抑制剂和三环类。③抗组胺药物如苯海拉明等。④烟、酒、含咖啡因的刺激性饮食。

（3）培养健康的睡眠作息。

（4）睡前洗热水澡及肢体按摩。

（5）适度活动。

（6）肾移植。肾移植可有效清除血中的中分子毒素，半年后中分子毒素血浆浓度可降至正常，神经系统病变减轻，脑电图恢复正常。移植肾功能丧失后，不宁腿综合征会再次出现。

药物治疗

对于频繁发作的特发性不宁腿综合征，多巴胺受体激动剂是治疗的一线用药。但对于血液透析相关性不宁腿综合征，由于这类患者的特殊性，很多药物在这类人群中的应用尚缺乏较强的循证医学证据。长期应用多巴胺类药物存在明显的副反应，即医源性的病情恶化和反弹，加之其在尿毒症患者中半衰期延长，更应谨慎使用。不宁腿综合征症状只是偶尔发生，比如透析时，可临时给予左旋多巴，因为该药起效快，短期应用副反应也不明显。加巴喷丁和甲钴胺等也有临床疗效。

你问我答

1. 那不宁腿综合征到底有什么症状嘛？

答：主要表现为小腿难以形容的不适感、蚁走感、酸胀感，夜晚或休息时加重，运动后可短暂缓解。严重者可侵及上肢并引发夜间睡眠障碍，白天疲乏倦怠，昏昏欲睡，更严重者可以出现焦虑、抑郁等精神症状。

2. 那我们怎么治疗嘛？

答：治疗分非药物治疗和药物治疗。

非药物治疗：

（1）透析疗法。充分血液透析可使血液中的小分子、中分子毒素得到有效清除。主张尽早透析（于肌酐清除滤降至 10 ml/min 时就开始透析），以防透析过晚，神经病变严重而难以恢复。保证每周 3 次的血液透析，适当增加高通量透析、血液透析滤过以增加小分子、中分子毒素的有效清除。

（2）避免使用可诱发不宁腿综合征的药物或食物。如：①多巴胺受体拮抗剂、止吐药、镇静剂。②抗抑郁药物如舍曲林、西酞普兰等 5 - 羟色胺再摄取抑制剂和三环类。③抗组胺药物如苯海拉明等。④烟、酒、含咖啡因的刺激性饮食。

（3）培养健康的睡眠作息。

（4）睡前洗热水澡及肢体按摩。

（5）适度活动。

（6）肾移植。肾移植可有效清除血中的中分子毒素，半年后中分子毒素血浆浓度可降至正常，神经系统病变减轻，脑电图恢复正常。移植肾功能丧失后不宁腿综合征会再次出现。

药物治疗：对于频繁发作的特发性不宁腿综合征，多巴胺受体激动剂是治疗的一线用药。但对于血液透析相关性不宁腿综合征，由于这类患者的特殊性，很多药物在这类人群中的应用尚缺乏较强的循证医学证据。长期应用多巴胺类药物存在明显的副反应，即医源性的病情恶化和反弹，加之其在尿毒症患者中半衰期延长，更应谨慎使用。不宁腿综合征症状只是偶尔发生，比如透析时，可临时给予左旋多巴，因为该药起效快，短期应用副反应也不明显。加巴喷丁和甲钴胺等也有临床疗效。

不宁腿综合征

→ 是一种常见的神经病变，患病率为 0.1% ~11.5%

不宁腿综合征的临床表现

→ 小腿难以形容的不适感、蚁走感、酸胀感，夜晚或休息时加重，运动后可短暂缓解

不宁腿综合征的非药物治疗

→ 充分透析、避免使用诱发药物
→ 充足的睡眠、睡前洗热水澡、按摩
→ 适度活动、肾移植等

不宁腿综合征的药物治疗

→ 左旋多巴、加巴喷丁、甲钴胺

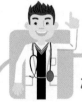

椒盐普通话总结一哈儿：

透析那么多年了，这下终于晓得为啥子每天晚上辗转反侧夜不能寐了叫。那是透析并发症——不宁腿综合征，也知道它的表现是什么了叫。如果是晚上或休息时小腿出现难以形容的不适感、蚁走感、酸胀感并且加重，运动后可短暂缓解时，还是要及时看医生的，不要装作自己身体好，早发现、早诊断、早治疗叫。

（杨　洛）

第四节　血液透析之癫痫发作

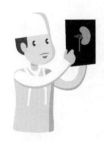

随着透析龄的增加，患者发生癫痫的风险增加，据国外文献报道：慢性肾脏病患者血液透析相关性癫痫发作的发生率约为10%。血液透析过程中发生癫痫是十分危险的，在增加透析风险的同时会导致更高的致死、致残率，影响患者的生命安全。癫痫是大脑神经元突发性异常放电，导致短暂的大脑功能异常的慢性疾病。高热、脑血栓、脑梗死、脑出血等脑血管病变最终都可能引起癫痫。

血液透析患者癫痫发作的临床表现

患者在透析过程中突然出现类似癫痫大发作的症状，表现为全身对称性抽搐、上睑抬起、眼球上蹿、牙关紧闭、肌阵挛伴有意识丧失。生命体征表现为血压下降、脉搏细弱或摸不到脉搏、心率增快、心律不齐，严重时出现心跳、呼吸停止。

护理措施

①立即通知医生，将压舌板置于口腔，防止舌根后坠引起舌咬伤。遵医嘱予以氧气的吸入，保持呼吸道通畅。②由于患者全身抽动，注意穿刺针及导管的固定，避免因穿刺针滑脱引起大出血。③遵医嘱停止超滤，回血。必要时使用地西泮或苯巴比妥等解痉药。如果血糖低，可以给予50%葡萄糖液体静脉注射。④严密监测体温、呼吸、脉搏、血压，特别关注意识、瞳孔及肢体抽搐的变化。病情稳定者，继续透析，减少各种声音和光线对患者的刺激，各种护理操作集中在一起。抽搐严重者，备好抢救车，随时配合抢救，并送入病房进一步治疗。

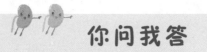

你问我答

1. 血液透析患者癫痫发作有什么表现呢？

答：患者在透析过程中突然出现类似癫痫大发作的症状，表现为全身对称性抽搐，上睑抬起，眼球上蹿，牙关紧闭，肌阵挛伴有意识丧失。生命体征表现为血压下降、脉搏细弱或摸不到脉搏、心率增快、心律不齐，严重时出现心跳、呼吸停止。

2. 我们应该怎么处理呢？

答：①立即通知医生，将压舌板置于口腔，防止舌根后坠引起舌咬伤。遵医嘱予以氧气的吸入，保持呼吸道通畅。②由于患者全身抽动，注意穿刺针及导管的固定，避免因穿刺针滑脱引起大出血。③遵医嘱停止超滤，回血。必要时使用地西泮或苯巴比妥等解痉药。如果血糖低，可以给予50%葡萄糖液体静脉输入。④严密监测体温、呼吸、脉搏、血压，特别关注意识、瞳孔及肢体抽搐的变化。病情稳定者，继续透析，减少各种声音和光线对患者的刺激，各种护理操作集中在一起。抽搐严重者，备好抢救车，随时配合抢救，并送入病房进一步治疗。⑤如果院外发生癫痫，患者家属或救助者应当上前扶住患者，让其慢慢倒下，避免受伤。如果已经倒地的，让头偏向一侧，解开患者的衣领和裤袋，使其呼吸通畅。取下患者身上的锐利物品，拨打120，立即将患者送往医院。

癫痫的表现	癫痫的原因
→ 患者在透析过程中突然出现类似癫痫大发作的症状，表现为全身对称性抽搐、上睑抬起、眼球上蹿、牙关紧闭、肌阵挛伴有意识丧失	→ 毒性代谢性脑病：透析中低血压、相关性缺血性脑损伤等 → 器质性脑病：脑血栓、脑梗死等

癫痫与肌肉痉挛区别

→ 肌肉痉挛（抽搐）是局部的（双下肢），症状较轻并且容易恢复，癫痫是全身抽搐，症状重

癫痫发作的处理

→ 压舌板放置于口腔，防止舌根后坠引起舌咬伤，保持呼吸道通畅。
→ 穿刺针及管路固定稳妥
→ 配合抢救

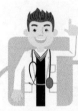

椒盐普通话总结一哈儿：

抽搐是不是癫痫引起的哦？不一定哦！也有可能是肌肉痉挛。那这两个有啥子区别哦？首先说一下肌肉痉挛的抽搐是局部的，一般是两只脚。那尿毒症脑病引起的癫痫是全身抽搐，嘴角最明显。其次肌肉痉挛症状要轻点，还容易好；尿毒症脑病引起癫痫的话要严重点且反复发作，很可能就需要抢救哦！这下搞清楚了哟。

（杨　洛）

第八章

其他并发症

第一节　肺部感染，最常见的住院原因

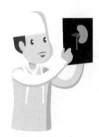全球终末期肾脏病患者逐年增长，维持性血液透析是其主要疗法。透析患者的体液免疫和细胞免疫均有不同程度受损，且伴随多种并发症，发生感染的概率明显增加。其中肺部感染是导致其住院原因之一，同样也是患者死亡的主要原因之一。如何有效降低透析患者肺部感染是一个亟待解决的难题。

怎样确诊为肺部感染？胸部影像学检测发现新出现或进展性肺部浸润性病变，同时合并 2 个以上下列临床感染症状可确诊肺部感染：①发热，体温≥38℃。②新出现的咳嗽、咳痰或原有呼吸道疾病症状加重，伴或不伴胸痛。③肺实变体征和（或）湿啰音。④外周血白细胞≥10×10^9/L 或≤4×10^9/L，伴或不伴核左移。同时排除某些与肺炎临床表现相近的疾病，如：肺结核、肺部肿瘤、肺不

张、肺栓塞等。

透析患者生活本就如此艰辛，为何总是雪上加霜？事出有因，待我——道来。

（1）随着我国人口老龄化，透析技术的发展，维持性血液透析治疗的老年终末期肾脏病患者日益增多。因其长期卧床、误吸、免疫力低下、器官功能减退、营养状态差、合并多种基础疾病，是细菌侵袭的重要特殊群体，而呼吸道则是细菌感染老年患者的重要门户。

（2）大部分血液透析患者往往伴随着糖尿病。糖尿病为临床常见慢性代谢性疾病，代谢紊乱和体质消耗使人体免疫力减退；而高糖状态是细菌培养基，容易合并各种感染。肺是糖尿病的靶器官之一，长期高血糖状态可使结缔组织特别是胶原蛋白和弹性蛋白受到损伤，微血管病可导致蛋白的非酶糖基化，肺部有广泛的微循环和结缔组织，长期高血糖可导致肺部呈非特异性功能变化，如肺弥散功能下降、肺组织血流减少、发生肺纤维化、合并感染等。

（3）终末期肾脏病维持性血液透析患者约有 1/3 患者合并心力衰竭，血液透析患者心力衰竭原因包括水钠潴留、长期高血压等。且随着透析龄增长，心力衰竭风险增高。动静脉内瘘具有方便、安全、长期通畅率高等优点，是血液透析患者首选的通路类型，但其动静脉间建立非生理性通道，即产生动静脉短路，可导致高输出量心力衰竭。心功能不全患者可出现不同程度的肺淤血及水肿，进而可以引起肺支气管黏膜平滑肌及支气管黏膜腺体发生萎缩，最终可以导致肺泡数目的减少，以及对感染的抵抗力下降，而导致肺炎。

（4）透析患者贫血和营养不良发生率极高，研究表明肾性贫血和长期营养不良对患者的长期存活及生存质量均有重要影响，患者在生理功能、总体健康等方面均表现出较低水平，患者血清蛋白、血红蛋白及 C 反应蛋白的异常会削弱患者的抵抗力，加重机体免疫低下状态，是血液透析患者肺部感染危险因素。

（5）血液透析的不充分也会导致肺部感染的发生，从而严重影响患者的生存期。与医护人员操作不规范相关的医源性感染也是透析患者肺部感染的原因之一。

治标治本，找到了原因，就该积极应对。

透析患者易发生肺部感染，为此在血液透析治疗期间要采取辅助治疗提高他们的机体抵抗力与免疫力，如肺炎链球菌疫苗（每5年打1次）和流感疫苗（每年打1次）的及时注射，每周1～2次胸腺肽的注射。糖尿病患者积极控制血糖；合并心力衰竭透析患者积极纠正心力衰竭；对于长期卧床的患者应该注意合理以及被动的必要锻炼，加强肺康复训练。若患者血清蛋白、血红蛋白及C反应蛋白有异常，说明患者可能有营养不良或贫血等情况，应予以营养支持，指导患者合理膳食。针对透析患者透析不充分，做好患教工作，保证充分合理的透析。医护人员应该保证患者治疗环境的安全，做好血液透析的管理和护理工作，加强操作流程的规范化，做好标准预防，有效预防医源性感染的发生。

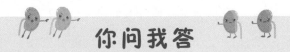

你问我答

1. 肺部感染如何确诊？

答：①发热≥38℃。②新出现的咳嗽、咳痰或原有呼吸道疾病症状加重，伴或不伴胸痛。③肺实变体征和（或）湿啰音。④外周血白细胞≥10×10^9/L 或≤4×10^9/L，伴或不伴核左移。⑤胸部影像学检查发现新出现或进展性肺部浸润性病变。符合⑤及①～④中任何2项，同时排除某些与肺炎临床表现相近的疾病如肺结核、肺部肿瘤、肺不张、肺栓塞等。

2. 透析患者易发生肺部感染的原因？

答：透析患者老年人居多，合并心力衰竭、免疫力低下、营养不良及贫血、透析不充分、伴有糖尿病、长期卧床不运动等都是透析患者易发肺部感染的原因。

3. 如何防治肺部感染？

答：肺炎疫苗和流感疫苗的注射，胸腺肽的注射；控制血糖；纠正心力衰竭；加强肺康复训练；营养支持，纠正营养不良和贫血；医护人员做好标准预防。

肺部感染

→ 维持性血液透析患者住院的主要原因之一，同样也是患者死亡的主要原因之一

肺部感染的原因

→ 人口老龄化
→ 合并心力衰竭
→ 免疫力低下
→ 营养不良及贫血
→ 透析不充分
→ 伴有糖尿病
→ 长期卧床不运动等

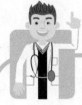

椒盐普通话总结一哈儿：

透析患者肺部感染，不得了，咳得打头头，烧得打抖抖，那个滋味简直难受得不摆了。预防的话，及时打肺炎疫苗和流感疫苗。发生了肺部感染的话，搞紧，住院治疗，找准原因，积极控制感染。所以说要保持良好的心态，防患于未然。

（张 磊）

第二节 消化道出血，黑色大便要小心

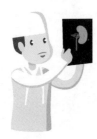

消化道出血是指从食管到肛门的管道部位出血。尿毒症患者消化道出血的原因有消化道溃疡、出血性食管炎、十二指肠及胃毛细血管扩张和消化道肿瘤。透析治疗患者其发病率较高，33.8%尿毒症患者在维持性血液透析治疗过程中常伴有不同程度的消化道出血。

终末期肾脏病患者由于自身凝血因子减少、血小板功能障碍、胃泌素的灭活排泄障碍、胃肠黏膜受毒素的刺激等代谢异常，均可导致消化道出血。患者行血液透析治疗过程，含氮物质从消化道大量排出，形成氨以及碳酸铵，对患者的消化道黏膜产生刺激作用，引发糜烂或者溃疡，最终引起消化道出血。低血钙水平会导致机体内凝血因子含量下降或者功能异常，进而导致凝血功能障碍，导致消化道出血。持续血液透析过程中患者消化道内的氨浓度升高，有利于幽门螺杆菌生长繁殖，导致胃黏膜炎症或者溃疡的发生，导致出血。血液透析患者肝素等抗凝剂的应用加重了对胃肠黏膜的刺激，诱发消化道出血。此外，患者的吸烟史、饮酒史、辛辣刺激性食物的食用也会导致患者消化道出血的发生。

低分子肝素抗凝治疗的血液透析患者，消化道出血的风险低于普通肝素治疗者。

维持性血液透析患者应保证积极充分的透析，降低患者体内毒素水平，纠正血液透析患者的贫血及低蛋白血症，合理调整钙、磷代谢，积极控制血 PTH 水平。对有呕血、黑便或上腹部疼痛等症状者应尽早行大便常规＋隐血检查、胃镜/肠镜检查及幽门螺杆菌的检测，并在专科医生的指导下给予相应的质子泵抑制剂、H_2 受体拮抗剂及根除幽门螺杆菌的治疗，临床上密切观察维持性血液透析患者有无黑便或呕血发生、皮肤出血改变、大便颜色改变、透析充分性、血小板变化及血钙、血磷、血 PTH 水平，及时调整血液透析时的抗凝剂用量，合理采用低分子肝素或无肝素透析/枸橼酸透析，最大限度地降低消化道出血的发生。健康合理的饮食习惯会减少消化道出血的发生，如勿食用太烫和过于辛辣的食品，戒烟戒酒。

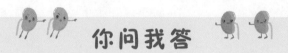

你问我答

1. 透析患者咋个会有黑便？

答：透析患者有胃黏膜炎症或者溃疡，透析时使用肝素等抗凝剂时易导致消化道出血。低血钙水平会导致机体内凝血因子含量下降或者功能异常，进而导致凝血功能障碍，导致消化道出血。且吸烟、饮酒、吃辛辣饮食也可导致消化道出血。

2. 透析患者拉黑便需要做哪些检查？

答：透析患者拉黑便需要行大便常规＋隐血检查、胃镜/肠镜检查及幽门螺杆菌检测。必要时检查凝血酶原时间、血小板计数等。

3. 透析患者拉黑便怎么办？

答：血液透析患者应保证积极充分的透析，降低患者体内毒素水平，纠正血液透析患者的贫血及低蛋白血症，控制血 PTH 水平，对有呕血、黑便或上腹部疼痛等症状者应尽早行大便常规＋隐血检查、胃镜/肠镜检查及幽门螺杆菌检测，并在专科医生的指导下给予相应的质子泵抑制剂、H_2 受体拮抗剂及根除幽门螺杆菌治疗，定期检查透析患者肾功变化，凝血酶原时间及血小板变化，血钙、血磷、血 PTH 水平，及时调整血液透析时的抗凝剂用量，合理采用低分子肝素或无肝素透析/枸橼酸透析。

消化道出血原因

→ 消化道溃疡
→ 出血性食管炎
→ 十二指肠及胃毛细血管扩张
→ 消化道肿瘤

原因

→ 自身凝血因子减少、血小板功能障碍、胃泌素的灭活排泄障碍、胃肠黏膜受毒素的刺激等代谢异常、血液透析患者肝素等抗凝剂的应用、吸烟史、饮酒史、进食辛辣刺激性食物

低分子肝素抗凝

→ 治疗的血液透析患者，消化道出血的风险低于普通肝素

预防

→ 充分的透析、降低内毒素水平、纠正贫血及低蛋白血症，合理调整钙、磷代谢，控制血 PTH 水平
→ 相应的质子泵抑制剂、H_2 受体拮抗剂及根除幽门螺杆菌的治疗
→ 密切观察有无黑便或呕血发生、皮肤出血改变、大便颜色改变、透析充分性、血小板变化及血钙、血磷、血 PTH 水平
→ 合理采用低分子肝素或无肝素透析/枸橼酸透析
→ 健康合理的饮食

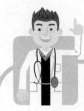

椒盐普通话总结一哈儿：

维持性血液透析患者拉黑㞎㞎的原因是比较多的哈，不要觉得没得啥子关系。黑㞎㞎可能是消化道出血哟，要及时检查大便隐血。留意有无黑便或呕血发生，皮肤出血改变，大便颜色改变，透析充分性，血小板变化及血钙、血磷、血 PTH 水平，及时调整血液透析时的抗凝剂用量，合理采用低分子肝素或无肝素透析/枸橼酸透析，最大限度地降低消化道出血的发生，并积极治疗。还有就是健康的饮食习惯也是必不可少的哟，尽量不要吃太烫和过于辛辣的食品，火锅、麻辣烫就少来点，并且戒烟戒酒。

（张　磊）

第三节　透析相关性淀粉样变性，
　　　　被忽视的陌生的并发症

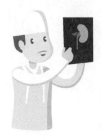

血液透析并发症根据发生的时间分为急性并发症和远期并发症。透析相关性淀粉样变性属于远期并发症的一种，是慢性肾脏病患者的一种致残性疾病。以 β_2 微球蛋白（β_2 - microglobulin）组成的淀粉样纤维蓄积和在骨、关节周围结构和内脏中沉积为特征。由于在透析治疗 5 年内，病变部位最初无细胞成分及骨质损害，且缺乏临床症状及放射学征象，所以不容易被发现。其早期诊断主要依靠病理学检查，对于大部分透析患者来说，透析相关性淀粉样变性是容易被忽略的并发症，因此也就变得陌生了。

β_2 微球蛋白相关性淀粉样变性的危险因素：健康人 β_2 微球蛋白的合成量为每日 150～200 mg，约 95% 的 β_2 微球蛋白经肾脏代谢。当肾脏功能衰竭时，血中 β_2 微球蛋白浓度会高出正常值的 10~60 倍。长期的 β_2 微球蛋白的累积是 β_2 微球蛋白相关性淀粉样变性形成的必要因素，且透析时间越长，发病率越高。研究表明，年龄越小的患者，其发病率越高。代谢性酸中毒能刺激 β_2 微球蛋白产生，同时对 β_2 微球蛋白相关性淀粉样变性的形成有促进作用。

临床表现：特征性的肩周炎、腕管综合征和手屈肌腱鞘炎三联征、迅速增大的骨囊肿、破坏性脊柱关节病以及病理性骨折。患者经常会有手指麻痛的症状，透析时疼痛加剧。关节受累常是对称性的，主要是大关节。内脏器官淀粉样物质沉积一般发生在透析 10 年以上的患者，主要病变在血管壁上，但缺乏典型的临床表现，偶有胃肠道出血、肠穿孔、慢性腹泻等。透析超过 15 年的患者，几乎百分百会出现症状。

β_2 微球蛋白相关性淀粉样变性的预防及治疗：对于长期透析患者来说，大量累积的 β_2 微球蛋白被清除是治疗和预防的关键，β_2 微球蛋白的透析清除量和透析时间成正相关，因此延长透析时间可清除更多的 β_2 微球蛋白。而在常用的透析方式中，首选生物相容性好的透析膜。血液透析滤过对 β_2 微球蛋白清除效果最好。有限的证据表明，使用超通量膜可能比高通量膜更能明显改善 β_2 微球蛋白清除效果。对于腕管综合征患者，需尽早外科治疗。

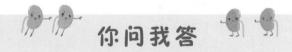

你问我答

1. 是不是越透析得久越容易得透析相关性淀粉样变性呢？

答：对头。因为透析相关性淀粉样变性就是一种远期并发症，不可避免，但是我们可以积极预防及治疗，尽量减轻症状的累积，提高透析患者生存质量。

2. 透析相关性淀粉样变性会影响到我们身体的什么部位？

答：透析相关性淀粉样变性是长期透析患者的一种全身性并发症，它可以在关节、骨骼及内脏器官中发生。

3. 怎样预防透析相关性淀粉样变性的发生呢？

答：要选用生物相容性好、膜面积大和超滤系数高的透析器。目前的透析方式中，血液透析滤过（就是我们经常喊的 HDF）对 β_2 微球蛋白清除效果最好。β_2 微球蛋白与其他的尿毒症中的中分子毒素一样，也可以通过延长透析时间获得更多的清除。

4. 如何才能彻底清除血液中的 β_2 微球蛋白？

答：目前的透析方式还不能使患者血液中的 β_2 微球蛋白浓度降到正常值。肾移植可迅速改善其关节的表现，阻止 β_2 微球蛋白相关性淀粉样变性的进展，从根本上解除 β_2 微球蛋白相关性淀粉样变性形成的原因。

发病时间
→ 透析 <5 年不易发现
→ 透析 >10 年病变主要累积于血管壁上
→ 透析 >15 年几乎都会出现症状

高发人群
→ 透析时间越长，发病率越高
→ 年龄越小的患者，其发病率越高

危害
→ 特征性的肩周炎、腕管综合征和手屈肌腱鞘炎三联征
→ 迅速增大的骨囊肿
→ 破坏性脊柱关节病
→ 病理性骨折

预防
→ β_2 微球蛋白被清除是治疗和预防的关键，血液透析滤过对 β_2 微球蛋白清除效果最好

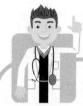

椒盐普通话总结一哈儿：

透析那么多年了，这下子终于晓得手为啥子痛啰，也搞懂了为啥子β₂微球蛋白一高医生就要喊患者做血液透析滤过啰。虽然现在的透析方式还不能使患者血液中的β₂微球蛋白降到正常，但是血液透析滤过可大大地减少透析患者的腕管综合征的发生。此外，增加透析持续时间、频率和/或改变透析治疗方式可能有一定获益。所以血液透析滤过这种可以清除中分子毒素的透析模式即使安排在夜班也要按时做，免得10年或者20年以后后悔啊。到时候肠子都要悔青了，说不定还有内脏器官淀粉样物质沉积造成的腹痛、胃肠道出血和肠穿孔呢。

（杨　莉）

生活圈

血液透析患者的自我管理与社会回归

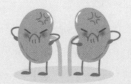

第一章

营养管理

第一节　营养成分表，看了再吃更健康

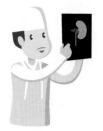

　　我们每天都需要食物来补充人体所需要的能量、营养以及维生素等，但同时食物中的有些代谢产物也需要通过肾脏排出，当肾功能下降时，体能代谢产物便会不断地蓄积，给人体造成伤害。然而血液透析也只能清除部分代谢产物，随着透析患者透析龄的增加，越来越多的代谢产物蓄积，导致越来越多的并发症也相继出现。血液透析患者饮食原则包括：优质高蛋白、高热量；低盐、低钾、低磷、低脂肪，另加水分控制，而我们要如何才能遵循这些原则呢？那便需要我们依照营养成分表进行食用。

　　什么是营养成分表呢？简单来说它是食品标签上关于该食品主要营养成分的说明。国家从 2013 年正式开始，要求除另行规定"豁免"的食品外，所有预包装食品均需强制使用营养标签，标示

能量及蛋白质、脂肪、碳水化合物、钠这 4 种营养成分的含量值及其占营养素参考值的百分比，也就是所谓的"4＋1"。另外食物中还含有丰富的矿物质，如：钙、钾、磷等。例如：透析患者经常食用含磷较高的食物（坚果类、含添加剂类食物等），可导致患者出现高磷血症，而食用钾含量较高的食物（香蕉、橘子等），可能会导致患者出现高钾血症，因此，营养不良和矿物质代谢紊乱与食物息息相关。对于维持性血液透析患者来说，除了规律性的血液透析外，饮食疗法仍具有十分重要的意义。根据每位透析患者自身的具体营养状况给予有针对性的饮食建议，纠正患者和家属对饮食治疗的错误认知，可提高患者的预后和生存质量。

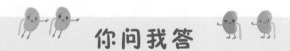

你问我答

1. 血液透析患者饮食原则是什么？

答：优质高蛋白、高热量；低盐、低钾、低磷、低脂肪，另加水分控制。

2. 透析患者应该如何保证营养摄入，避免出现营养不良？

答：透析患者应摄入优质高蛋白质，蛋白质摄入量应达到 1.2 g/（kg·d），如患者出现了高磷血症，应控制患者磷摄入量为 500～800 mg/d，患者可参照食物营养成分表食用磷蛋（白）比值较低的食物，这样既能补充蛋白质，同时也降低了磷的摄入。

→ 营养不良和矿物质代谢紊乱与食物息息相关

→ 透析患者根据自身的具体营养状况给予有针对性的饮食

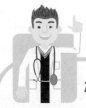

椒盐普通话总结一哈儿：

身体是革命的本钱，健康的饮食可以促进生存质量的提升。生病了并不可怕，可怕的是我们还浑然不知。民以食为天，科学合理地调整饮食结构，对减少并发症发生、降低死亡率有极为重要的临床意义。比如看看成分表中的磷含量，也许我们就会放弃这个加工食品，自己回家做新鲜食品了。还在犹豫什么呢，赶快行动起来吧。

（杨　莉）

第二节　人体成分分析仪，洞悉体内水和蛋白质

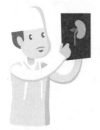

人体是由体液、脂肪、蛋白质、无机盐构成的，它们之间的正常比例是人体健康的基础。然而一个人的身材、胖瘦、高矮可以通过眼睛评估，但人体内的体液、脂肪、蛋白质、无机盐却是我们用裸眼无法判断和评估的。对于维持性血液透析患者来说，均衡的人体成分分布和良好的营养状况是慢性肾脏病营养管理的关键。体内过多的水负荷和营养不良都将影响维持性血液透析患者的生存质量和远期生存率。即便是相同体重、相同身材、相同身高的透析患者，他们身体里面的水分和蛋白质等也有巨大的差异。

透析患者由于肾衰竭，导致小便减少甚至没有小便，因此会有大量水分蓄积在患者体内，无法排出。那么准确地计算患者每次透析所需的超滤量非常重要。一旦超滤量不准确，可能造成患者出现

低血压、高血压及心血管疾病等不良后果。外周水肿是最常用的判断干体重的指标，然而这个指标敏感性差，因为只有组织间隙液体增加大于正常值的30%，即增加4~5 L时，临床才能观察到。而人体成分分析仪可以通过细胞外水分比率确认进行血液透析后体内水分是否达到平衡状态，故人体成分分析仪在评估干体重上优于临床医生主观评估。

透析患者常因各种原因易出现营养不良症状，通过人体成分分析仪可以测蛋白质和脂肪储备，能更有针对性地给予透析患者营养支持治疗，动态监测人体成分变化，以便给予更加合理的营养干预。开展人体成分分析的监测，对于准确评估患者营养状况和指导治疗有非常重要的作用。

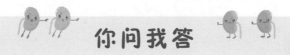

你问我答

1. 人体成分分析可以做哪些成分分析？

答：目前临床测量身体组成成分的常用技术是生物电阻抗分析法。该方法可反映患者细胞内、外液和总体水分以及脂肪组织和肌肉组织。最新的人体成分分析仪还可测量内脏脂肪面积。

2. 人体成分分析仪重要吗？

答：重要。比如维持性血液透析患者关注的体内水分分布以及营养情况中，如果准确地掌握体内多余水分，通过透析完全排出，可以减少患者心血管等不良事件的发生。动态监测人体成分变化，以便给予更加合理的营养干预。

3. 什么时候需要做人体成分分析仪监测？

答：常规检测每3个月1次，若近期干体重有变化的需即时监测。

干体重掌握不佳的危害
→ 低血压、高血压及心血管疾病

营养不良的危害
→ 消瘦、精神差等

人体成分分析仪的功能
→ 监测体内的水分
→ 监测营养情况

人体成分分析仪的客观优势
→ 肉眼看到的是表象
→ 人体成分分析仪监测内在

监测的时间
→ 常规 3 个月 1 次
→ 若近期干体重有变化的需即时监测

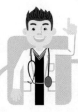

椒盐普通话总结一哈儿：

　　不是跟你扯把子*的，关注维持性血液透析患者体内的水分和营养情况是非常重要的。人体成分分析仪可以分分钟洞悉你用眼睛看不到的体内的水分和蛋白质。你可以参考人体成分分析仪提供的数据，计算干体重，设置超滤量，对营养不良进行诊断和干预。

（杨　莉）

---

* 扯把子，四川方言，意为吹牛皮。

第三节 营养不良，不是越苗条越健康

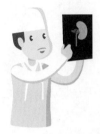
爱美之心，人皆有之。我国唐朝时期，女子以胖为美。而到了现代，大众眼中的审美却发生了翻天覆地的改变，以瘦为美。而对于患者来说，健康才是最重要的。长期血液透析患者中20%～70%存在营养不良，而这种因为营养不良而导致的"苗条"对透析患者有着极大的伤害。

透析患者营养不良的原因很多，包括：透析不充分时味觉灵敏度下降。报道称35%～50%的终末期肾脏病患者存在厌食症，导致蛋白摄入减少。代谢性酸中毒可能促进蛋白的水解，而纠正代谢性酸中毒可能有益；透析相关的分解代谢、蛋白质合成减少和氨基酸随透析的丢失。透析患者因矿物质代谢异常等原因，对饮食上的严格限制等诸多因素。

2008年，国际肾脏营养与代谢协会发布了对营养不良的诊断标准，主要包括生化指标、体质指数、肌肉质量、膳食摄入四个方面，其中体重指数是国际上常用的衡量人体肥胖的程度和是否健康的重要标准，体重指数（body mass index，BMI）＝体重÷身高^2（kg/m^2）。

透析患者营养不良会导致诸多危害，例如：抵抗力下降，并发感染后常不易控制；体力下降，患者常感疲乏，工作能力下降，严重者生活不能自理；心理上出现消极情绪，产生精神上的困扰，生存质量下降，失去生活乐趣。调查显示，营养不良是透析患者死亡率增加、住院率增加、生存质量下降等密切相关的重要因素。所以，透析患者要注意各种营养要素的摄取，预防和改善营养不良。

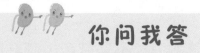

你问我答

1. 为什么透析患者容易发生营养不良？

答：透析患者营养不良的发病机制未明，可能包括透析不充分时，便会出现味觉灵敏度下降，致营养摄入的降低；代谢性酸中毒可能促进蛋白的水解；透析操作本身可能起到分解代谢作用，因为蛋白质合成减少且氨基酸流失进入透析液；透析患者因矿物质代谢异常等原因，对饮食上的严格限制等诸多因素。

2. 透析患者发生营养不良的危害？

答：营养不良是透析患者死亡率增加、住院率增加、生存质量下降等密切相关的重要因素，且营养不良会导致透析患者抵抗力下降、体力下降、心理产生消极情绪。

3. 营养不良如何检查和诊断？

答：①生化指标。营养不良的生化替代指标，如血清白蛋白浓度低于 3.8 g/dL，血清前白蛋白浓度低于 30 mg/100 ml，血清胆固醇浓度低于 100 mg/100 ml。

②BMI。BMI 小于 23 kg/m^2，3 个月内非刻意体重减轻 5% 以上或 6 个月内非刻意体重减轻 10% 以上，总脂肪百分比小于 10%。

③肌肉质量。肌肉质量在 3 个月内减少 5% 以上或在 6 个月内减少 10% 以上，上臂中段肌肉环周面积减少，血清肌酐低。

④膳食摄入。非刻意低膳食蛋白质摄入（dietary protein intake，DPI）小于 0.8 g/(kg·d) 持续至少 2 个月，非刻意低能量摄入小于 25 kcal*/(kg·d) 持续至少 2 个月。

其中 BMI 是国际上常用的衡量人体肥胖程度和是否健康的重要标准，BMI = 体重 ÷ 身高^2（kg/m^2）。

---

* 1 kcal≈4.184 kJ，全书同。

4. 如何降低营养不良的发生？

答：①注意营养的摄入，透析患者应摄入蛋白 1.0～1.2 g/（kg·d）。
②充分透析，减轻厌食症状，通过纠正酸中毒或降低胰岛素抵抗等
机制来降低分解代谢。

透析患者营养不良发生的原因

→ 味觉灵敏度下降，导致摄入
  下降
→ 酸中毒促进蛋白质水解
→ 透析可导致蛋白质合成减少
  且氨基酸流失
→ 饮食的控制

透析患者营养不良的危害

→ 生存质量下降
→ 抵抗力下降
→ 消极情绪等

透析患者营养不良的判断标准

→ 生化指标
→ BMI
→ 肌肉质量
→ 膳食摄入

透析患者营养不良的预防

→ 注意营养的摄入
→ 充分透析，减轻厌食症状

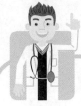

椒盐普通话总结一哈儿：

营养不良是透析患者很容易出现的一种并发症，且危害相
当大。所以每一位透析患者都应该关注营养摄取，定期监测体
重、血清白蛋白、血尿素氮和血清肌酐等。所谓的"苗条"不
一定代表美，更代表不了健康。不要等到瘦到皮包骨头了才来
想办法，置自己于危险之中。

（杨 莉）

第四节　便秘，羞羞的难言之隐

说到便秘，很多人都不愿意谈论，毕竟对于个人而言都是很私密的事。而且大便在人们心目中属于污浊之物，如果不是难以忍受，大部分患者并不会主动谈起。

便秘是血液透析患者最常见和严重的胃肠道症状之一。在尿毒症期，血液透析患者容易出现胃排空延长，缺乏在消化间期和空腹状态下胃肠道节律性、周期性的收缩运动，从而导致胃肠道功能紊乱，发生便秘。在血液透析间期，患者需严格控制干体重的增长，水分及膳食纤维摄入不足，肠蠕动减慢，出现便秘症状。同时血液透析患者可能会因为治疗费用、病情状况、家庭负担等产生精神压力，出现自主神经功能紊乱，排便反射受到抑制，加重便秘。缺乏体育锻炼和服用某些药物（司维拉姆、碳酸镧等），也是导致便秘的原因。

便秘不仅会从心理上引起患者焦虑、烦躁；也会从生理上引起腹胀、食欲不佳、消化不良、排磷减少、血液透析患者高钾，甚至引起痔疮、肛裂，严重者还可引起心脏功能紊乱等严重并发症，危及生命。而且便秘直接影响患者透析间期体重增长，常常导致超滤量设置过高，诱发透析中低血压、肌肉痉挛等并发症的发生。当超滤量过大，细胞外的液体急剧减少，导致肠内的液体也减少，又会加重便秘，影响患者透析质量。

你问我答

1. 如何培养良好的排便习惯？

答：可每晨早餐后如厕 5 ~ 10 分钟，形成排便条件反射。排便时不要看手机。

2. 预防和改善便秘，如何改变饮食结构？

答：①增加膳食纤维的摄入。膳食纤维主要来源于蔬菜、水果、麸皮、豆类及杂粮等。但应避免进食高钾、高磷的食物，患者可将蔬菜过水后食入。②合理饮水。两次透析间期体重不应超过干体重的 5%，避免超滤量过大。计算每日入液量：有小便者测 24 小时尿量 + 500 ml，作为第二天入液量，但是包括食物中的含水量；无小便者严格控制水、钠摄入。③糖尿病患者应严格控制血糖。高浓度的血糖对自主神经有损害作用，导致胃肠蠕动无力，大便不易排出。另外糖尿病患者由于代谢紊乱，蛋白质呈负平衡，以致腹肌张力不足，排便无力，从而引起便秘。同时患者血糖偏高，通过渗透作用排出过多水分，由于肾脏疾病不能补充过多水分，导致大肠慢性脱水，大便干燥，加重便秘发生。

3. 改善便秘，如何促进肠道蠕动？

答：①适当的锻炼，比如散步、打太极等，以自己身体承受力为主，若有不适，应立即停止锻炼。②腹部按摩。患者仰卧，双腿屈曲，腹部放松，以肚脐为中心沿顺时针方向做环形按摩，增加结肠收缩性、节律性。按摩时要稍用力，使腹部下陷 1 ~ 2 cm，增加腹压，促进肠内容物排出。

便秘的概念

→ 正常每日排便1~2次或1~2日排便1次

→ 便秘患者每周排便少于3次，并且排便费力，粪质硬结、量少

便秘的表现

→ 排便困难

→ 排便时间延长

→ 大便干燥、腹胀、食欲差

便秘的预防及治疗

→ 培养良好的排便习惯

→ 改变饮食结构

→ 促进胃肠道蠕动

→ 遵医嘱行药物治疗

便秘的饮食管理

→ 补充膳食纤维

→ 合理饮水

→ 糖尿病患者应严格控制血糖

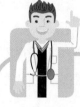

椒盐普通话总结一哈儿：

你个宝气，天都塌了，你还不好意思说，拉不出屃屃来很影响生存质量而且还可能导致身体损害，是透析患者不可忽略的问题。所谓便秘不是病，难受起来真要命，以科学的方式改善便秘，让每一位透析患者不再受便秘困扰。便秘的预防及治疗：①培养良好的排便习惯。②改变饮食结构。③促进胃肠道蠕动。④大便干结者可用清热解毒的中成药，避免使用刺激性强的泻药。

（杨　莉）

第二章
常见化验结果解读

第一节　钾，高了低了都要命

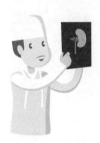

　　钾是存在于某些食物中的一种物质。钾排出的主要途径为肾，随尿排出的钾占钾摄入量的90%。肠道排钾占10%，汗液只含少量钾。正常人体含钾量为50～55 mmol/kg，其中98%分布在细胞内，2%分布在细胞外，一般细胞外钾在合成代谢时进入细胞内，细胞内钾在分解代谢时释出细胞外。

　　钾代谢紊乱主要是指细胞外液钾离子含量异常，分为低钾血症和高钾血症。在高钾血症患者中，体内保存着过多的钾。血液透析患者肾功能受损，食用了含钾高的食物（香蕉、橘子、玉米、韭菜、黄豆芽）或使用了某些药物，就可能发生高钾血症。血清钾增高，骨骼肌兴奋性先升高后降低，表现为感觉异常、肢体刺痛、肌束震颤，严重者出现肌无力甚至麻痹。轻度高钾血症时，心肌兴奋性增高。重度高钾血症时，心肌兴奋性降低或消失。高钾血症对机体的主要危害是重症高钾血症能引起心室颤动和心搏骤停。

低钾血症可以是因为钾一过性地进入细胞内引起，但大多数病例是由胃肠道失钾或尿液失钾且补充不足引起，失钾原因如呕吐、腹泻或利尿剂治疗。低钾血症表现为肌肉无力或瘫痪，一般从下肢开始，严重时可累及躯干、上肢肌肉，甚至引起呼吸肌麻痹而致死。除骨骼肌外，胃肠道平滑肌也可受累，出现腹胀、便秘和麻痹性肠梗阻。并且可引起各种心律失常，如窦性心动过速、房性或室性期前收缩、阵发性心动过速、房室传导阻滞，严重时发生心室颤动。

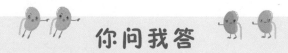

你问我答

1. **高钾血症的症状是什么？**

答：高钾血症的主要症状是感觉肌肉无力。这种无力通常开始于腿部，然后扩展至身体的中部和手臂。高钾血症还可导致心脏跳动太慢或太快，严重者出现心搏骤停。

2. **低钾血症的症状是什么？**

答：低钾血症中的肌无力类型类似于高钾血症相关性肌无力。肌无力通常从下肢开始，逐步进展至躯干和上肢，甚至恶化至麻痹的程度。除了引起肌无力以外，重度钾消耗（血清钾＜2.5 mmol/L）可导致肌肉痛性痉挛、横纹肌溶解和肌红蛋白尿。低钾血症患者可伴发各种类型的心律失常。

3. **有针对血钾紊乱的检查吗？**

答：有。如果医生或护士怀疑你有高钾血症，可能会进行血液检测来测量你血液中的钾水平。你可能还会做一种叫心电图的检查。心电图检查是一种记录心脏电活动的检查。

4. 怎么减少钾的摄入量？

答：几乎所有食物都含钾。所以，关键是要：①选择钾含量低的食物。②不吃或少吃钾含量高的食物。吃罐装水果、蔬菜或肉类前先去掉其中的液体。③如果你吃含有大量钾的食物，应只吃一小部分。④减少你所吃蔬菜中的钾。对冷冻蔬菜和新鲜蔬菜都可进行这种处理（如果蔬菜是新鲜的，首先削皮和切小）；为减少钾含量，用未加盐的温水浸泡蔬菜至少 2 个小时，然后沥干水，并在温水中冲洗，烹调该蔬菜时，也应使用未加盐的水。

5. 血液透析患者发生高血钾怎么办？

答：患者发生高血钾（表3）应立即暂时停止进食，并去往就近的急诊中心，进行血液检查，若重度高血钾则联系医院紧急透析。寻找发生高血钾的原因，避免再次发生。在急性和慢性高钾血症期，可服用环硅酸锆钠或聚苯乙烯磺酸钙快速降钾或长期管理高钾血症。

表3　高钾血症血液检查结果

英文名称	检验项目	结果	单位	状态	参考值
CK	肌酸激酶	106	IU/L		19 ~ 226
LDH	乳酸脱氢酶	232	IU/L		120 ~ 250
HBDH	羟丁酸脱氢酶	202	IU/L	↑	72 ~ 182
Na	钠	137.9	mmol/L		137.0 ~ 147.0
K	钾	5.67	mmol/L	↑	3.50 ~ 5.30
Cl	氯	96.6	mmol/L	↓	99.0 ~ 110.0

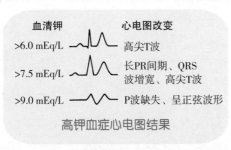

高钾血症心电图结果

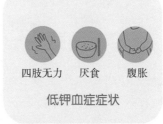

低钾血症症状

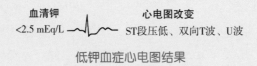

低钾血症心电图结果

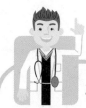

椒盐普通话总结一哈儿：

血钾不可开玩笑哦！高、低都有可能要命哦！特别是血液透析患者一定要注意饮食哦，不能太任性。不要以为要透析就无所顾忌。透析间期钾排不出去，所以吃水果等高钾食物之前要三思哈！也不能啥子都不吃哦，特别是严重呕吐后，可能会低钾。随时随地提高警惕性，感觉肌肉无力、手脚/嘴唇发麻要重视哈，立即查血，该透析就透析哈。

（杨玉洁、何茂芯）

第二节 肌酐，为什么越透析越高？

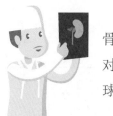

血肌酐是反映肾功能的一项指标。肌酐来源于骨骼肌中肌酸的代谢及膳食中肉类的摄入。它以相对恒定的速率释放进循环中。肌酐可自由通过肾小球滤过，不被肾脏重吸收及代谢。

血肌酐正常值：在美国第 3 次全国健康和营养检查调查中，男性和女性的平均血清肌酐值分别为 1.13 mg/dL（100 μmol/L）和 0.93 mg/dL（82 μmol/L）。不同种族间的平均值也有差异。对于非西班牙语裔黑人，平均血清肌酐为 1.25 mg/dL（110.5 μmol/L）（男性）和 1.01 mg/dL（89.3 μmol/L）（女性）。对于非西班牙语裔白人（男性 1.16 mg/dL（102.5 μmol/L），女性 0.97 mg/dL（85.7 μmol/L））和墨西哥裔美国人［男性 1.07 mg/dL（94.6 μmol/L），女性 0.86 mg/dL（76 μmol/L）］，该平均值更低。

血肌酐的生成因人而异，且在同一个体中因时间不同也有差异。例如，与一般人群相比，饮食摄入有明显差异者（素食、补充肌酸）或肌肉质量减少（截肢、营养不良、肌肉萎缩）的个体肌酐产生量不同。随着血液透析治疗的进行，患者病情处于稳定状态，精神、饮食、睡眠、体重等会增加，代谢产物较多，而肾功能受损，则会出现肌酐高的情况。但是肾功能进一步严重恶化、患者存在感染或服用某些药物、透析不充分时也会存在肌酐升高的情况。

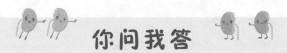

你问我答

1. 血肌酐和尿肌酐是一样的吗？

答：很多患者将血肌酐、尿肌酐合二为一，一看尿肌酐升高，就非常焦虑。虽然两项检查只差一个字，但临床意义却并不一样。其实血肌酐是反映肾功能最常用的一种检查，血肌酐明显升高，通常表示肾功能出了问题，而单独测量尿肌酐浓度对评价肾功能没有帮助，因此，尿肌酐检查通常是和其他检查一起进行的。

2. 血液透析患者透析后查血肌酐高就一定代表透析不充分吗？

答：不一定。患者规律血液透析血肌酐受肌肉含量的影响，也受饮食的影响，个体差异较大。一些老年患者、消瘦、肉食吃的少的患者查血肌酐含量会低一些。青壮年男性、肉食主义者、服用某些药物者血肌酐会高一些（表4）。

表4 血肌酐检查结果

英文名称	检验项目	结果	单位	状态	参考值
UREA	尿素	4.0	mmol/L		3.1~8.8
CREA	肌酐	229	μmol/L	↑	49~88

3. 升高血肌酐的药物有哪些？

答：某些药物可能会通过减少肌酐分泌而增加血清肌酐水平。这些药物包括甲氧苄啶（最常与磺胺甲噁唑联用）和 H_2 受体阻滞剂西咪替丁，它们会导致血肌酐自限性且可逆地升高，升高多为 $35 \sim 44\ \mu mol/L$（$0.4 \sim 0.5\ mg/dL$）。

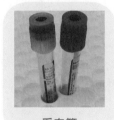

采血管

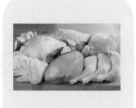

肉类食物

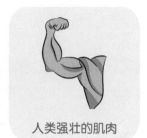

人类强壮的肌肉

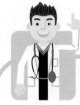

椒盐普通话总结一哈儿：

很多规律血液透析患者在意透析后血肌酐，认为血肌酐下降不够多就表示透析不充分，并且会对比每次透析后的血肌酐，另一些人则认为每次透析后查血肌酐都应该相差不大。其实血肌酐还受患者本身肌肉含量、饮食以及某些药物的影响。所以每次查的透析后血肌酐应该是浮动的，并不可能完全一样。但是透析后查的血肌酐都会比透析前的低。

（杨玉洁、何茂芯）

第三节　β₂ 微球蛋白，此 "蛋白" 非彼蛋白

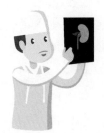

β_2 微球蛋白并不是蛋白质哦，而是一种中大分子物质，表达于细胞表面的主要组织相容性复合物的一种成分，正常情况下的清除方式为通过肾小球滤过，之后在近端小管重吸收和分解代谢。肾功能减退患者的清除能力下降，从而可导致其在血浆中蓄积和在组织中缓慢沉积。它的沉积会导致透析相关性淀粉样变性，是 CKD 患者的一种致残性疾病，还发现 β_2 微球蛋白可损害认知功能，也是促衰老因子。并且透析前高 β_2 微球蛋白水平是患者死亡的危险因素。有研究显示，在排除残肾功能的影响后，患者透析前 β_2 微球蛋白水平每增加 10 mg/L，透析相关死亡风险增加 11%。

在前瞻性研究中，已屡次证明使用较大孔径透析膜的透析患者透析前 β_2 微球蛋白水平呈进行性下降。问题是这样去除 β_2 微球蛋白是否足以预防 β_2 微球蛋白相关性淀粉样变性的发生？在一项回顾性研究中，使用大孔径的 AN69 透析器时的淀粉样患病率较使用小孔径铜仿膜时低。但是，铜仿膜也诱导更严重的炎症反应，这会提高淀粉样变性的发生率。因为 β_2 微球蛋白仅能被大孔径的透析器清除，对其他大分子毒素而言，其动力学行为可能具有代表性。除了其在淀粉样变性中的作用以外，β_2 微球蛋白的其他生物学影响似乎很小。

255

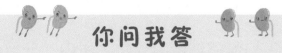

你问我答

1. 透析相关性淀粉样变性有哪些具体表现及症状？

答：患者最常诉有肩痛，肩部疼痛通常位于肩部的前外侧面，并且常为双侧。外展运动可引起疼痛，因此患者可能有关节活动度受限，而当患者处于仰卧位时，这种情况会加重，特别是在夜间或正在进行透析治疗时。当患者坐着或站立时，这种疼痛常可改善。腕管中的 β_2 微球蛋白淀粉样沉积可引起手部疼痛以及正中神经支配区麻木和感觉异常；患者可能会感到颈部疼痛，这与破坏性脊柱关节病累及颈椎有关。还可引起骨囊肿，特别是靠近关节处，还可引起内脏受累，尤其是胃肠道。

2. β_2 微球蛋白升高（表5）的原因有哪些？

答：β_2 微球蛋白的组织沉积是由清除减少引起，也可能由产生增加引起。该病的主要潜在病因是 CKD5 期患者没有能力充分清除 β_2 微球蛋白，即使接受了现代的高通量血液透析和/或对流疗法治疗。这是因为持续产生的 β_2 微球蛋白远远超出了这些透析方法所能清除的 β_2 微球蛋白。例如，假定一名体重70 kg、无尿且 β_2 微球蛋白产生量稳定的患者，在使用低通量常规血液透析、高通量透析、每日短时间血液透析、夜间血液透析和每日短时间血液滤过时，每年 β_2 微球蛋白的净残留量分别是111 g、97 g、77 g、53 g和51 g。

表5　β_2 微球蛋白检查结果

英文名称	检验项目	结果	单位	状态	参考值
CRP	C 反应蛋白	15.4	mg/L	↑	<5
β_2 - MG	血 β_2 微球蛋白	56.20	mg/L	↑	0.70~1.80

3. 怎样能够更好地清除 β₂ 微球蛋白？

答：2003 年 KDOQI 推荐使用高生物相容性、高通量膜。大部分研究表明，使用高通量生物相容性膜患者的 β₂ 微球蛋白水平更低。我们可增加透析的持续时间和/或频率。增加每周治疗时间可降低 β₂ 微球蛋白的浓度。一些患者可考虑改为夜间或每日短时间透析，因为在降低 β₂ 微球蛋白浓度方面，这两种模式可能比常规的每周 3 次透析更优。

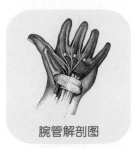

腕管解剖图

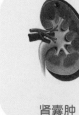

肾囊肿

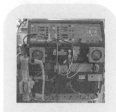

HDF 透析机

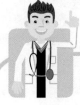

椒盐普通话总结一哈儿：

β₂ 微球蛋白不是蛋白质，不是越高越开心哦！该按时透析就按时透析，不要随意请假、减少透析次数及透析时间，不然腕管综合征、肩周炎痛起恼火得很，还会增加心血管发病的风险哈！β₂ 微球蛋白必须要重视。

（杨玉洁、何茂芯）

第三章

心理调节

第一节　睡不着，床上的焦虑

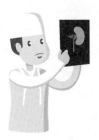

　　终末期肾脏病是进展性肾脏疾患的最终结局。过滤人体代谢废物、盐及水的生理功能丧失殆尽。维持性血液透析是目前终末期肾脏病患者维持生命最有效的方法之一，但有 60%～80% 的透析患者存在不同程度的睡眠障碍（早醒或入睡困难），可能与患者躯体症状、心理因素、年龄、环境因素等因素相关。

　　长期睡眠障碍将给人体造成智能活动障碍，具体表现为记忆力减退，容易遗忘、注意力不集中和精神焦虑等。同时，长期睡眠障碍将对人体各项功能造成一定损害，如失眠患者出现白天头晕、食欲差、消化不良，甚至出现头痛、肢体或面部麻木、呼吸困难、心慌、血压波动、多汗和月经不调等症状。

　　躯体症状方面：对于有心功能不全的血液透析患者来讲，夜间胸闷气促、心悸的发生率更高，更加容易引起失眠，这就需要选择合适的超滤量及透析次数来减轻心脏负荷压力，达到改善睡眠质量的目的。当患者发生疼痛时，可采取局部热敷、服用非类固醇止痛药，缓解疼痛症状，改善失眠。

心理因素方面：由于患者病情重、病程较长及费用高，对疾病预后存在恐惧、焦虑及悲观心理，导致患者及家属心理压力大。因此，医护人员对血液透析患者应态度热情，仔细询问、耐心解释，给患者及家属帮助和支持，提高其心理适应能力。护理人员要多与患者沟通，以使患者感受到关怀和尊重，增强信心，从而改善睡眠质量。对于有严重心理问题者，建议及时到心理咨询门诊进行系统全面治疗。

年龄方面：老年人常入睡困难和不能维持睡眠，原因在于白天活动减少或小睡导致，应指导患者进行健康的睡眠习惯和适量活动。

环境因素：大部分血液透析患者在下午、晚间进行血液透析，则夜晚出现睡眠障碍的概率就大大增加。若将患者血液透析时间改在上午进行，其睡眠质量将会得到显著改善。

药物疗法：当维持性血液透析患者出现严重失眠时，可指导其合理服用地西泮、思诺思、艾司唑仑、右佐匹克隆等催眠药。不能对长期服药者突然停药，应采取逐渐减少剂量、循序渐进的方式。

认知行为疗法：对患者进行健康睡眠和卫生习惯的指导，改变其错误认知和睡眠的不良习惯，纠正不正确的思维方式，改变非适应性的睡眠方式，建立合理的睡眠观念，使其建立有效处理睡眠障碍的信心。

日常生活干预：指导患者养成良好的生活习惯，保持稳定的情绪，适量活动，多与家人朋友沟通。医护人员指导患者在饮食方面食用富含维生素、低盐、低脂、优质蛋白饮食。戒酒、浓茶、咖啡及辛辣、油腻、生冷等刺激性食物，在患者入睡前可饮适量热牛奶助眠。

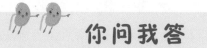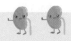

你问我答

1. 造成透析患者睡眠障碍的原因有哪些？

答：维持性血液透析患者由于躯体症状、心理因素、年龄、环境因素等因素，会出现不同程度的睡眠障碍。

2. 长期的睡眠障碍会给患者带来什么临床表现？

答：长期睡眠障碍将给人体造成智能活动障碍，具体表现为记忆力减退、容易遗忘、注意力不集中和精神焦虑等。同时，长期睡眠障碍将对人体各项功能造成一定损害，如失眠患者出现白天头晕、食欲差、消化不良，甚至出现头痛、肢体或面部麻木、呼吸困难、心慌、血压波动、多汗和月经不调等症状。

3. 怎样改善透析患者的睡眠障碍？

答：合理安排透析时间、次数和调整干体重，必要时在透析中吸氧；合理药物干预，如思诺思——改善入睡困难、艾司唑仑——改善早醒、右佐匹克隆——同时改善早醒和入睡困难、褪黑素等；日常生活干预和心理治疗（如心理干预、认知行为疗法等）。

睡眠障碍的原因
→ 躯体症状
→ 心理因素
→ 年龄
→ 环境因素

睡眠障碍的症状
→ 记忆力减退、容易遗忘、注意力不集中、精神焦虑、头晕、食欲差、消化不良、头痛、肢体或面部麻木、呼吸困难、心慌、血压波动、多汗和月经不调等

睡眠障碍的治疗	常用的催眠药
→ 药物疗法 → 认知行为疗法 → 日常生活干预	→ 思诺思——改善入睡困难 → 艾司唑仑——改善早醒 → 右佐匹克隆——同时改善早醒和入睡困难 → 褪黑素等

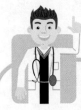

椒盐普通话总结一哈儿：

对于维持性血液透析患者而言，晚上睡不巴适，多半是又吃咸了？水又喝多了？药又没按时吃了？血压高了？慢性心力衰竭有点心慌慌？不妨改变一下自己饮食习惯，听医护人员的话，必定事半功倍。但如果诊断为睡眠障碍（早醒或入睡困难），这是一种病。可以在医生指导下服用小剂量帮助睡眠的药，如思诺思（改善入睡困难）、艾司唑仑（改善早醒）、右佐匹克隆（同时改善早醒和入睡困难）、褪黑素等。

（张 磊）

第二节 抑郁症，灰暗的人生会有阳光吗？

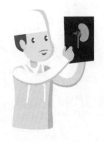

抑郁症又称抑郁障碍，以显著而持久的心境低落为主要临床特征，是心境障碍的主要类型。患者多因对抑郁缺少正确的认识，从而导致不就医或晚就医。

如何知道自己是否抑郁呢？SDS 抑郁自评量表

可以很好地评估自己是否抑郁，但最终需要请专科医生判断。

抑郁症，临床可见心境低落与其处境不相称，情绪的消沉可以从闷闷不乐到悲痛欲绝，自卑抑郁，甚至悲观厌世，可有自杀企图或行为，甚至发生木僵。部分病例有明显的焦虑和运动性激越。严重者可出现幻觉、妄想等精神病性症状。每次发作持续至少 2 周，长者甚或数年，多数病例有反复发作的倾向，每次发作大多数可以缓解，部分可有残留症状或转为慢性。如果有明显诱因且只是短期存在，可以暂时归为抑郁状态。

在维持性血液透析患者中抑郁症是最常见心境障碍疾病之一，发病率高达 40%。不仅增加了患者罹患心、脑血管疾病的风险，而且在促自残、自杀行为等方面也有突出作用。临床医生认为抑郁可直接与患者预后关联，是判断血液透析患者预后质量的重要指标，故积极寻找促进抑郁发生发展的相关因素，尽早给予干预和治疗，能够延缓抑郁发生，降低病情严重程度，改善患者预后。

维持性血液透析患者的抑郁会受到生存质量、合并症状况、营养状况、社会支持等相关因素的影响。长期接受维持性血液透析的患者都伴有即刻和远期并发症，易产生抑郁的心理。营养程度也会影响患者的焦虑和抑郁。因为尿毒症本身会造成患者的神经系统、皮肤、骨骼、肌肉、心血管、胃肠道等方面的不适，会带来恐惧、焦虑和紧张心理。中分子毒素蓄积，脂肪、蛋白质、碳水化合物代谢的紊乱和酸碱平衡的失调，造成中枢神经系统功能障碍，引起患者的抑郁、焦虑和记忆力减退。营养状况越差，患者的抑郁情况越严重。抑郁使患者日常生活及工作受到影响，甚至伴随强烈的痛苦体验。抑郁具有高发病率、高复发率、高自杀率等特点。抑郁状态所带来的心理疾病与心理障碍很大程度上影响了患者的免疫功能、营养状态及治疗依从性，与透析治疗预后有直接关系。

维持性血液透析患者抑郁发作的治疗有三个目标：①提高临床治愈率，最大限度减少病残率和自杀率，关键在于彻底消除临床症状。②提高生存质量，恢复社会功能。③预防复发。

药物治疗：药物治疗是中度以上抑郁发作的主要治疗措施。目前临床上一线的抗抑郁药主要包括选择性 5 - 羟色胺再摄取抑制剂、5 - 羟色胺和去甲肾上腺素再摄取抑制剂、去甲肾上腺素和特异性 5 - 羟色胺能抗抑郁药等。

心理治疗：有明显心理社会因素作用的抑郁发作患者，在药物治疗的同时常需合并心理治疗。常用的心理治疗方法包括支持性心理治疗、认知行为治疗、人际治疗、婚姻和家庭治疗、精神动力学治疗等，其中认知行为治疗对抑郁发作的疗效已经得到公认。

物理治疗：近年来出现了一种新的物理治疗手段——重复经颅磁刺激治疗，主要适用于轻、中度的抑郁发作。

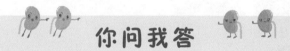

你问我答

1. 抑郁的临床表现？

答：临床可见心境低落与其处境不相称，情绪的消沉可以从闷闷不乐到悲痛欲绝，自卑抑郁，甚至悲观厌世，可有自杀企图或行为，甚至发生木僵；部分病例有明显的焦虑和运动性激越；严重者可出现幻觉、妄想等精神病性症状。

2. 维持性血液透析患者发生抑郁的原因有哪些？

答：维持性血液透析患者的抑郁会受到生存质量、合并症状况、营养状况、社会支持等相关因素的影响。

3. 抑郁症患者应该怎样治疗？

答：根据患者的抑郁情况，针对性地运用药物治疗、心理治疗、物理治疗等方式治疗。

抑郁症的诊断

→ SDS 抑郁自评量表
→ 专科医生

抑郁症的症状

→ 心境低落与其处境不相称，情绪的消沉可以从闷闷不乐到悲痛欲绝，自卑抑郁，甚至悲观厌世，可有自杀企图或行为，甚至发生木僵。部分病例有明显的焦虑和运动性激越。严重者可出现幻觉、妄想等精神病性症状

原因

→ 生存质量
→ 合并症状况
→ 营养状况
→ 社会支持

治疗

→ 药物治疗
→ 心理治疗
→ 物理治疗

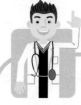

椒盐普通话总结一哈儿：

开心不起来？对任何事情都提不起兴趣？只想退缩在床上？有过自杀的念头？你可能是短期的抑郁状态，或者就是抑郁症。每个患有抑郁症的血液透析患者心理上或许有过阴影，不要害怕和退缩。只要心怀希望，积极进行药物治疗和心理治疗，阳光会在风雨后！有症状，请求助别人或医生，不要觉得丢人。悄悄地告诉你，其实很多名人都有抑郁症。有人说：抑郁症，既来之则安之。相信我，当你摆脱抑郁重返"江湖"时，你还是条"好汉"。

（张　磊）

第三节 焦虑，心慌慌

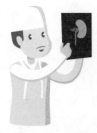

焦虑也是比较常见的心理反应，焦虑是预感到即将发生不幸时的紧张心情，也是慢性躯体疾病患者比较常见的心理体验。尤其是首次透析的患者，他们往往表现出对透析成败的担忧，以及透析对身体副作用的恐惧。焦虑表现在躯体、认知和情绪方面，在患病期间通常会增强。

焦虑主要表现

无明确客观对象的紧张担心、坐立不安，还有自主神经功能失调症状，如心悸、手抖、出汗、尿频等以及运动性不安。

焦虑可以是正常的，也可能是病理性的，可以是急性的，也可以是慢性的。

一般而言，急性高度焦虑或进入退行状态的患者需要精神科会诊。可以采用药物治疗、情感支持和语言安慰等综合干预手段。

慢性焦虑，可以是对模糊的或者未知的躯体威胁的反应，害怕分离、缺乏自信、存在羞愧和内疚感；或者是患者有童年不开心的经历，如被虐待、被忽视；亦是患者由于躯体病情复发、身体功能减退或者面对死亡的无助感等现实忧虑。针对此类患者推荐采用药物治疗和心理治疗相结合的综合疗法。

血液透析治疗过程漫长而艰难，周期长、费用高、家庭负担沉重，而且血液透析只能够延长患者生存周期，不能够治愈疾病，使得患者对未来丧失信心。这些原因严重地影响了患者生存质量，诱发透析患者焦虑。

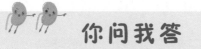

你问我答

1. 维持性血液透析患者焦虑的主要表现有哪些？

答：主要表现为无明确客观对象的紧张担心、坐立不安，还有自主神经功能失调症状，如心悸、手抖、出汗、尿频等以及运动性不安。

2. 维持性血液透析患者出现焦虑的原因有哪些？

答：原因有血液透析治疗过程漫长而艰难，周期长、费用高、家庭负担沉重，而且血液透析只能够延长患者生存周期，不能够治愈疾病，使得患者对未来丧失信心。

3. 维持性血液透析患者出现焦虑如何治疗？

答：急性高度焦虑或进入退行状态的患者需要精神科会诊，可以采用药物、情感支持和医务人员的安慰等综合干预手段。慢性焦虑，可以是对模糊的或者未知的躯体威胁的反应，害怕分离、缺乏自信、存在着愧和内疚感。针对此类患者推荐采用药物治疗和心理治疗相结合的综合疗法。

焦虑的症状

→ 无明确客观对象的紧张担心、坐立不安，还有自主神经功能失调症状，如心悸、手抖、出汗、尿频等以及运动性不安

焦虑的治疗

→ 急性高度焦虑采用药物治疗、情感支持和语言安慰等综合干预手段

→ 慢性焦虑采用药物治疗和心理治疗相结合的综合疗法

透析患者焦虑的原因

→ 血液透析治疗过程漫长而艰难，血液透析治疗周期长、费用高、家庭负担沉重，而且血液透析只能够延长患者生存周期，不能够治愈疾病，使得患者对未来丧失信心

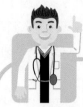

椒盐普通话总结一哈儿：

心头慌了，脑壳冒汗了，不是对透析开始虚了，对头，这不一定是低血糖了，也不一定是低血压了，还有可能是焦虑症犯了。焦虑症也是一种病，相比于抑郁症，焦虑症一点儿也不比它轻松，说不好哪天就转变成抑郁症了。所以说，透析时你若是焦虑了，一定要大声地说出来，让大家来帮助你。

（张　磊）

第四节　疲乏，累了怎么办

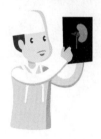

终末期肾脏病是一种常见的慢性病，其发病率和患病率呈逐年上升趋势。维持性血液透析是终末期肾脏病患者主要的肾脏替代治疗方法。虽然透析患者的部分肾功能可以通过透析疗法替代，但患者仍然要忍受许多疾病症状，比如疲乏。疲乏是慢性病中最常见的症状之一，尤其是透析后疲劳感，严重影响患者生存质量，同时还增加心血管事件风险，是患者预后的重要影响因素。

疲乏是一种多因素、多维度、非特异性的、复杂的主观感。由于受到原发疾病和透析治疗的双重作用，会出现疲乏感，这一常见的临床症状长期困扰着血液透析患者。随着疲劳程度的增加，患者的生存质量呈下降趋势。

透析患者的疲乏状况与年龄、透析龄、透析过程中出现急性并发症、超滤过多、C反应蛋白水平、血红蛋白水平等因素有关。

维持性血液透析患者中年龄越大，患者疲乏越严重。患者机体脏器功能随着年龄的增长而逐渐减退，患者自理能力和社会活动能力也会相应降低，这些都会加重患者疲乏。

患者透析龄越高，透析过程中急性并发症越多，疲乏发生率越高，越易出现各种远期并发症，如心脑血管疾病、贫血、继发甲旁亢、营养不良等。急性并发症以低血压和肌肉痉挛为主，主要是超滤量过多，超过心血管的代偿，透析患者有效血容量不足引起；而水潴留超过干体重的5%，发生率更高。透析结束时因血流动力学的影响而产生一种"抽空感"，使乏力感更加明显。

C反应蛋白>8 mg/L说明患者处于微炎症状态，是引起慢性肾脏病及透析相关性并发症的重要因素。慢性炎症状态是引起维持性血液透析患者疲乏症状的一个重要因素。微炎症因子和C反应蛋白通过作用于中枢神经系统、下丘脑、脑垂体和肾上腺引起患者疲乏，或者间接引起患者的睡眠障碍、忧郁和焦虑而造成患者的疲乏。

肾性贫血也是透析后疲乏的影响因素之一。究其原因，可能为血红蛋白数量减少，携氧能力下降，导致患者容易疲乏。采用促红细胞生成素纠正患者贫血，可改善患者疲乏状况。透析中吸氧也是有必要的。

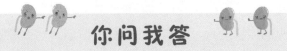

你问我答

1. **维持性血液透析患者疲乏的原因有哪些？**

答：透析患者的疲乏状况与年龄、透析龄、透析过程中出现急性并发症、超滤过多、C反应蛋白水平、血红蛋白水平等因素有关。

2. **怎样预防血液透析患者疲乏？**

答：加强锻炼、减少并发症、控制体重、控制炎症、控制贫血。

疲乏对患者的影响?

→ 影响患者生存质量
→ 增加心血管事件风险
→ 患者预后的重要影响因素

疲乏的原因

→ 年龄、透析龄、透析过程中出现急性并发症、超滤过多、C反应蛋白水平、血红蛋白水平

疲乏的预防

→ 加强锻炼
→ 减少并发症
→ 控制体重
→ 控制炎症
→ 控制贫血
→ 透析中吸氧

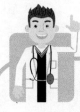

椒盐普通话总结一哈儿：

整天蔫不塌塌*，有气无力，要不得哦！来，把运动操做起（参照"运动锻炼，不要天天宅在家"），减少并发症（参照"血液透析的长期并发症和合并症"），控制干体重（参照"干体重，莫用生命来试探"），控制贫血（参照"肾性贫血"），还要不得你就去找医生！

（张　磊）

---

* 蔫不塌塌，四川方言，形容情绪低落、精神不振的样子。

第四章

家庭、工作、生活等

第一节　肾坏了，还能"性"福生活吗？

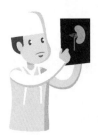

　　多数人提性色变、回避沟通。患者性功能受睾酮水平、催乳素水平、药物、病情、心理因素等影响。患者进行血液透析治疗后可以改善一部分性功能障碍。肾移植后有些患者在性关系方面要好于透析治疗的患者，推测肾移植能够在一定程度上改善性激素失衡的状态。在日常生活中透析患者根据自身的情况，完全可以适度自我调节，进行"性"福的生活。

　　大多数降压药会影响性功能。有需求的患者自己给医生提要求，根据情况看能否调整药物。

你问我答

1. 我们患者如何提高性功能呢？

答：患者们首先要规律透析治疗，同时也要加强锻炼，增强体质，作息时间规律。有性功能障碍者也不要过于焦虑，去专科门诊看医生检查身体。

2. 我们患者可以去买提高性功能的药物吃吗？

答：不能吃，因为心血管风险比较大。最好在医生的指导下用药。

3. 降压药都会影响性功能吗？

答：利尿剂、β受体阻滞剂、中枢降压药会有影响。血管紧张素转化酶制剂和血管紧张素Ⅱ受体拮抗剂不会影响高血压患者的性功能，血管紧张素Ⅱ受体拮抗剂还可以改善性功能障碍。患者在服用降压药时，发现自己的性功能受到影响，应该咨询专业医生调整药物，不能擅自停药。

4. 有哪些提高性功能的非药物的方法呢？

答：性功能障碍需要到专科门诊检查评估是否是器质性病变原因，根据情况对症治疗。非药物方法包括锻炼盆底肌，多适度运动，不要久坐，保持充足睡眠，戒烟，请专科老师指导等。

心态调节	生活节律
→ 调节心理因素	→ 生活方式规律
→ 调整心态	→ 注意适度锻炼
→ 不急不躁	→ 专科针对性训练
→ 就诊于专科医生	

看医生	注意药物使用
→ 看专科医生	→ 药物的副作用
→ 依从性要好	→ 选择不影响性功能的药物
→ 夫妻同看专科医生	→ 不能随便自行买药

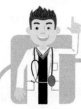

椒盐普通话总结一哈儿：

患者们，在"性"福生活中，性功能还是或多或少受到疾病的一些影响，根据自身身体情况来决定，不要太疲劳，毕竟身体是革命的本钱。大多数降压药会影响性功能。有需求的患者自己悄悄密密地给医生提要求，看能否根据情况调整药物哈。

（薛贵方、何茂芯）

第二节　透析妇女妊娠，宝宝能要吗？

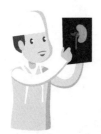

肾脏病女性妊娠问题一直是对肾内科和产科医生的严峻考验也是巨大挑战。相比其他疾病，慢性肾脏病（CKD）产妇和新生儿不良结局发生率较高。晚期 CKD 女性因疾病进展，肾脏替代治疗预期寿命缩短导致其生育能力和意愿显著降低，并可能存在胎儿早产、死产等相关健康问题。因此，《中国慢性肾脏病患者妊娠管理指南》暂不推荐透析女性患者妊娠。

自 1971 年首例血液透析女性成功分娩以来，终末期肾脏病女性成功妊娠率不断增加，且人数呈不断上升趋势。近年来新生儿护理技术已取得较大进展如外源性表面活性剂和新生儿重症监护室，可显著改善早产儿结局，提高新生儿存活率，降低终末期肾脏病女性终止妊娠率和围产期死亡率。目前，透析患者妊娠已取得显著进步，成功率呈上升趋势。

妊娠期强化透析可提高新生儿存活率。中国也有血液透析患者成功怀孕和分娩。强化透析时，血尿素氮水平应该在 16 ~ 18 mmol/L。这就需要把透析的频率增加到每周 5 ~ 7 次或者改为每晚长时间的透析。钾的目标值为 3.5 ~ 4.0 mmol/L；钠的目标值为 130 ~ 135 mmol/L；钙的目标值为 2.5 mmol/L。

肝素/低分子肝素会被胎盘灭活，不影响胎儿，建议应用最小剂量的肝素抗凝。阿司匹林可以用于预防先兆子痫，但需要在实施剖宫产的前几周应用。

终末期肾脏病和受孕使患者的贫血治疗变得更为复杂。这些患者需要用红系造血刺激剂（ESA）来治疗贫血，ESA 的用量可能要提高 2 ~ 3 倍。建议同时使用维生素 B_{12} 和叶酸。如果患者存在铁缺乏，可以静脉给予蔗糖铁。血红蛋白的目标值为 100 ~ 110 g/L。

可透析出来的多种维生素（比如维生素 C、维生素 B_2、烟酸和维生素 B_6）也可能需要补充。

如果患者存在维生素 D 缺乏，那一定要纠正。活性维生素可以用于妊娠期，每日钙需要额外补充 1.5 ~ 2 g。发育中的胎儿需要大约 30 g 的钙来完成发育。尽管低钙血症较常见，但也应监测患者有可能发生的高钙血症，因为这可能导致胎儿甲状旁腺的发育受限。

由于患者怀孕，我们不能应用血管紧张素转化酶抑制剂（卡托普利、贝那普利、依那普利）和血管紧张素 Ⅱ 受体阻滞剂（厄贝沙坦、替米沙坦、氯沙坦钾片等）。有些抗高血压的药物用于这些患者是相对安全的，其中包括钙通道阻滞剂（硝苯地平、尼莫地平）、拉贝洛尔和甲基多巴。注意不要把血压降得过低。对于有显著高血

压的患者，我们要监测血红蛋白、血小板和肝酶。血压要控制在
140/90 mmHg 以下。

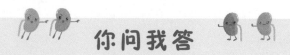

你问我答

1. **透析患者妊娠有哪些风险呢？**

答：包括胎盘早剥、胎儿生长受限、胎死宫内的风险显著增加，据报道，活胎生育率为82%。且血液透析患者有残余肾功能的丧失、高血压恶化、子痫前期（75%的患者）、输血需求增加带来的潜在的免疫反应等风险。

2. **透析中的女性在什么情况下可以考虑妊娠呢？**

答：越来越多的透析患者在家人的呵护和医护人员的帮助下拥有了自己的宝宝。一般认为，血压控制在正常范围内、并发症有效控制、一般情况较好、无妊娠禁忌用药的血液透析患者有成功生育的希望。狼疮性肾炎和糖尿病肾病患者妊娠风险相对较大。虽然在肾脏病科、产科、成人重症监护室及新生儿重症监护病房的共同努力下，透析患者、肾移植患者都有成功生育的先例，不过其代价及风险需要慎重评估。由于各血液透析中心经验有限，中国慢性肾脏病患者妊娠管理指南暂不推荐透析患者进行妊娠。

3. **透析患者妊娠前需要哪些准备？**

答：对于经过慎重评估及了解风险后决定妊娠的患者，在妊娠前需要控制血压、治疗原有肾脏疾病、选择对生育影响最小的药物。对于已经成功怀孕的肾脏病患者，妊娠期的血压管理、用药管理、饮食管理、化验指标监测、胎儿情况监测，一样也不能疏忽。如果妊娠期间出现不适合继续妊娠的情况，千万不可瞻前顾后、优柔寡断，及时中止妊娠、尽全力保护孕妇的生命永远是最重要的！

透析患者妊娠有风险，
中国指南不推荐

→ 晚期 CKD 女性因疾病进展，
肾脏替代治疗预期寿命缩短，
导致其生育能力和意愿显著
降低，并可能存在胎儿早产、
死亡等相关健康问题

透析患者妊娠期的强化透析

→ 强化透析时，血尿素氮水平
应该在 16 ~ 18 mmol/L。这就
需要把透析的频率增加到每
周 5 ~ 7 次或者改为每晚长时
间的透析

透析患者妊娠高血压用药推荐

→ 有些抗高血压的药物是可以
安全地应用于这些患者的，
其中包括钙通道阻滞剂（硝
苯地平、尼莫地平）、拉贝
洛尔和甲基多巴

透析患者妊娠期的其他用药推荐

→ 建议应用最小剂量的肝素
抗凝

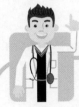

椒盐普通话总结一哈儿：

透析的妇女不要怕，虽然不推荐透析患者进行妊娠，但只
要各项指标控制好，和健康的人一样，咱也能生娃娃哈。当然，
风险和花费要自己和家人多掂量掂量。另外，透析患者的充分
甚至强化透析和自身管理也很重要。积极和肾内科/产科的医
生、护士密切配合，相信想要生一个白白胖胖的乖娃娃不再只
是梦想。

（朱 影）

第三节 运动锻炼，不要天天宅在家

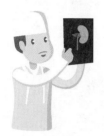终末期肾脏病（end stage renal disease，ESRD）是慢性肾脏病发展的第 5 期。目前我国每年大约新增 12 万患者，已经成为严重的世界性公共卫生问题。而维持性血液透析是 ESRD 患者首选且最主要的肾脏替代疗法，全球有超过 200 万的人使用这种方法。虽然，血液透析能够部分缓解患者的症状，改善生存质量，但仍存在较高的病死率。实际上，运动可以降低不活动所带来的风险和心血管疾病引起的病死率。不运动者较经常运动者在血液透析 1 年后死亡危险高出 62%。当前，运动疗法正广泛运用到慢性病的康复训练中。

血液透析患者通过运动，可以获益良多。国内外大量研究发现，运动疗法能够提高透析的充分性，提高活动的耐力；调节钙、磷、糖、脂的代谢，降低胆固醇、增强机体免疫力、减少感染；改善心血管的功能，控制血压，并减少降压药的使用剂量；改善睡眠质量，缓解疲倦，减轻焦虑和抑郁，促进心理健康发展，从而改善透析患者的生理功能，提高其生存质量。

运动的形式多样，包括有氧运动、阻力运动和弹性运动，透析中以及透析间期运动，均有助于提高透析效率。透析间期遵循运动处方，并根据情况随时调整运动方案。运动方式以步行、慢跑、爬楼梯、骑自行车、练习八段锦、打太极拳、练习瑜伽等中等强度的有氧运动为主。患者透析时在床上可以采取有氧脚踏车运动、卧位体操、间歇压力泵（SCD 泵）等方式进行运动。

运动频率和时间：透析间期运动时机宜选择在上午 9～10 时或下午 4～5 时或饭后 2 小时，不宜空腹进行。运动时间为每次 25～

30 分钟，运动开始前进行 5 分钟热身运动，结束前也有 5 分钟的放松运动，运动持续 15～20 分钟。每周 3～5 次，且两次运动间隔时间<2 天，坚持 6 个月以上。透析中运动，每周 3 次，每次 30 分钟，建议坚持 6 个月以上。

运动注意事项：运动时必须严格掌握适应证和禁忌证，遵循个体化和循序渐进的原则。从低强度的运动开始训练，逐渐增加运动强度。最后还应坚持运动锻炼，持之以恒。透析间期运动时，每次运动开始前应在静息状态下监测心率、血压等生命体征，并做好记录；学会自测心率的方法，运动时的心率为最大心率的60%～70%（最大心率＝220－年龄）；透析中最常用的运动方式是踏车运动，以心率、主观感知评分表（Borg 评分表）确定运动强度，每隔 5 分钟评估 1 次，将运动强度控制在 11～13 分，必要时休息 5～10 分钟。运动期间进行心电监护、专人评估，确保安全。

运动对血液透析患者的身心有巨大的改善，还能降低死亡率，提高生存质量，是透析患者融入社会的必修课。还安静着干嘛呢？赶快进行运动锻炼吧，不要天天宅在家，外面的世界很精彩。

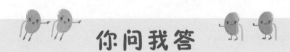

你问我答

1. **血液透析是 ESRD 唯一的替代治疗方法吗？**

答：ESRD 的替代治疗包括血液透析、腹膜透析和肾移植，而维持性血液透析是首选且最主要的治疗方法。

2. **血液透析患者进行运动是安全的吗？**

答：大量研究证实，尽管慢性肾脏病患者呈高危状态，还没有报道过致命或严重的运动相关不良事件，透析中进行运动训练，有医护人员监督，也可防止运动训练相关并发症的发生，居家运动则可以遵循医生制定的科学的运动方案。

3. 进行有氧运动，效果怎么样呢？

答：有氧运动是在人体得到充分氧供应条件下的耐久性体育运动，它以提高机体氧摄入、氧运输和氧利用为目的，具有低强度、节奏性、持续性、持久性的特点，主要能够增强心肺功能和机体的适应能力，且安全有效。

4. 我需要天天运动吗？

答：美国医学会（ASMA）指出，3～5 次/周运动频率最佳。单次运动时间 15～30 分钟，以患者能保持、改善透析心血管功能为准。

5. 感冒发热后可以运动吗？

答：发热或感冒后应在临床痊愈 2 天以上才恢复运动。

运动获益
→ 提高透析充分性
→ 调节钙、磷等代谢，增强免疫力
→ 改善心血管功能
→ 促进身心健康发展

运动形式
→ 形式多样，包括有氧运动、阻力运动和弹性运动，透析中以及透析间期运动，均有助于提高透析效率

运动频率和时间
→ 透析间期和透析中可运动
→ 每周 3～5 次，每次 15～30 分钟

注意事项
→ 严格掌握适应证和禁忌证
→ 遵循个体化和循序渐进的原则
→ 密切监测生命体征

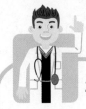

椒盐普通话总结一哈儿：

好吓人，得慢性肾脏病的人好多哦。不运动的死亡风险那么大，那我动起来后又会咋样呢？**运动可以提高透析充分性，调节钙、磷等代谢，改善心血管功能，促进身心健康发展，提高生存质量。**这样嘛，我要赶紧运动起来，咋个动呢？**透析中和透析间期都可以，运动形式多样。**运动量不限制哇？**中等强度的运动，遵循医生给的运动方案。**生命不止，运动不休，广场舞、体操、瑜伽、八段锦、太极拳嗨起来！

（廖周谊）

第四节　工作，请让我慢慢靠近你

　　当疾病走到了慢性肾衰竭终末期——尿毒症期，不得不每周透析 3 次来维持生命，是不是人生从此就跌入谷底，生命暗淡无光呢？

　　一周透析 3 次，每次 4 个小时，加上上机下机的时间和往返医院的时间，相当于三个半天就这样被占用了。维持性血液透析时间安排得不自由，每一次透析穿刺的痛苦不堪，透析后的浑身无力、筋疲力尽，都让人感到无可奈何。疾病已让人自顾不暇，我还能继续工作吗？

　　实际上，虽然困难重重，还是有许多的透析患者在维持性血液透析的同时重返工作岗位。透析的目标也是尽最大努力支持患者正常的生活方式，包括患者仍然能够继续工作，回归家庭，回归工作，回归社会。规律透析时间加上交通时间会影响工作，但目前很多的大型综合医院都开设了第三班透析班次，通常能够满足白天上班患者的需求。患者的工作单位也会给予患者一定的照顾，根据透析情况给予他们弹性的工作时间。能够继续工作的患者需要坚持规律透析，积极治疗，并坚持良好的生活习惯，能够保持良好的体力和精力来面对工作和生活。同时这也与患者家人、朋友等社会支持是分不开的，有研究表明，拥有更多社会支持的患者能够更加快乐地回归社会。随着医疗和护理水平的不断提高，透析患者的生存质量也不断改善。

但是，为什么有部分患者无法继续工作呢？患者丧失劳动能力是由于肾衰竭疾病本身、各种原发疾病和并发症、治疗方案及心理社会问题。很多的患者透析治疗后仍然有疲惫感，因此无法进行重体力工作。有部分患者，依从性较差，无法遵从饮食及水盐控制，所以身体的体液负荷过重，造成呼吸困难、活动受限和慢性心力衰竭。除了患者的身体方面，还有一些因素来自于患者工作单位的偏见，特别是某些患者在透析前已经有影响工作的情况存在。部分患者由于受不了这些偏见，在开始透析的同时，就主动辞去了工作。这样，无疑令人非常遗憾。

我们说，解决方法总是比困难多。我们鼓励维持性血液透析的患者可以选择自己热爱的、适合自己的工作。在做好透析治疗的同时，能够克服困难，回归工作岗位，为社会付出自己的一份力量，释放自己的光和热，实现自我的社会价值。

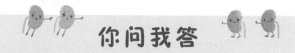

你问我答

1. 透析患者真的能和正常人一样工作吗？

答：我们鼓励维持性血液透析患者回归社会，继续工作。但是患者还是要根据自身情况对工作做出适当的调整，毕竟体力和精力与正常人相比还是有一些差距。可以跟领导和同事说明自己的疾病和治疗的情况，取得他们的支持。尽量做自己力所能及的工作，保持好愉快的心情，快乐地融入工作中去。

2. 什么样的工作适合透析患者？

答：规律的白班、轻体力、少应酬的工作比较适合维持性血液透析的患者。重体力的工作明显不适合我们透析患者。患者也尽量不熬夜，以免血压升高。另外我们要求患者戒烟、戒酒，需要应酬的工作也尽量不再参与。

部分透析患者无法继续工作

→ 患者丧失劳动能力
→ 治疗后仍然有疲惫感，因此无法进行重体力工作
→ 部分患者依从性较差，身体的体液负荷过重
→ 还有一些因素来自于患者工作单位的偏见

透析患者是否能和正常人一样工作

→ 可以工作，但患者要根据自身的情况对工作做出适当的调整；取得领导和同事的支持；尽量做自己力所能及的工作，保持好愉快的心情，快乐地工作

什么样的工作适合透析患者

→ 规律的白班、轻体力、少应酬的工作比较适合维持性血液透析的患者

解决的办法总是比困难多

→ 维持性血液透析的患者选择自己热爱的、适合的工作。在透析治疗的同时，克服困难，回归工作岗位，为社会付出自己的一份力量，释放自己的光和热，实现自我的社会价值

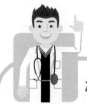

椒盐普通话总结一哈儿：

得了尿毒症，每周3次透析，其实也没得你们想象得那么恼火。只要听医生的话，吃好、睡好、透析好，其实照样可以开心工作。周末还可以陪家人逛街，陪娃儿耍。同时保持良好的心态也非常重要，我们透析的患者也要把生活过得像花儿一样美丽。

（朱　影）

第五节　肾移植术后，还是不能随便吃

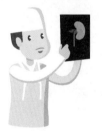

随着社会的发展，全世界慢性肾衰竭的发病率正在逐年升高。目前治疗慢性肾衰竭的唯一有效办法为肾脏替代疗法，包括血液透析、腹膜透析和肾移植。经长期的临床实践证明，肾移植是延长终末期肾脏疾病患者生存时间、改善生存质量最有效的治疗方法。随着外科技术的不断提高，我国肾移植的成功率也在不断升高，但是肾源却很稀缺，对于长期透析患者来说，是多么渴望自己能够接受肾移植啊！肾移植后终于可以开始新的生活，可以随便吃东西啦！就是因为这样的随意和任性，导致这些肾移植患者又开始重回透析路。通常肾移植术后的患者对饮食限制这类软规定不是特别关注，更加关注的是一些尿蛋白、血肌酐等硬指标。术后良好的饮食控制不仅能提高患者的生存质量，还可延缓肾功能减退，减少排斥反应等并发症。

肾移植术后的饮食原则

优质蛋白，高维生素，低脂肪，低糖。注意副食荤素搭配，种类要多，主食粗细搭配，数量应少。

八字方针

适量：不能吃得太饱，适当控制体重。

均衡：不需要大补，避免使用人参、黄芪、西洋参、灵芝等大补的食物；避免大量蛋白质、脂肪的摄入；勿过咸，尽量避免摄入豆制品。

新鲜：多吃新鲜蔬菜、水果等富含维生素的食物。但伴有高钾血症的肾移植患者吃水果要慎重，另外就是不吃葡萄柚汁，因为葡萄柚汁会影响肝脏对环孢素 A 等免疫抑制剂的代谢和药物浓度。

清淡：忌食冷、硬、不洁及腐败变质的食物，少吃易引发过敏的食物（虾、蟹等），避免饮酒，避免一些对肾脏有毒性的"清凉解毒"的食物。

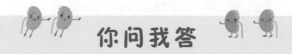

你问我答

1. **肾移植术后患者能不能随便吃？**

答：不能。因为术后良好的饮食控制不仅能提高患者的生存质量，还可延缓肾功能减退，减少排斥反应等并发症。

2. **那应该怎样吃呢？**

答：避免大量蛋白质、脂肪的摄入；尽量避免摄入豆制品；多吃新鲜蔬菜、水果等富含维生素的食物。少吃易引发过敏的食物，避免饮酒，避免一些对肾脏有毒性的"清凉解毒"的食物。

3. **是不是和血液透析患者的饮食一样啊？**

答：肯定不是完全一样啊，但是大原则还是差不多的。只是肾移植术后肾功能恢复的患者对水分的控制没有那么严格。需要坚持优质蛋白质、低盐饮食，并且保持一种健康的生活习惯，使移植肾的寿命延长。

4. 为配合抗排斥药物，饮食有什么需要注意的？

答：抗排斥药物可能会增加肾移植术后患者的血压、胆固醇和血糖水平，增加骨质疏松的风险，所以平时注意低盐、低脂饮食，糖分不要摄入过多。继续戒烟、戒酒。避免服用葡萄柚汁，因为其会影响环孢素 A、他克莫司和降胆固醇药物的浓度。

适量	均衡
→ 不吃太饱 → 控制体重	→ 不吃大补的食物，例如人参、黄芪

新鲜	清淡
→ 吃新鲜蔬菜、水果等富含维生素的食物	→ 不吃冷、硬、不洁及腐败变质的食物

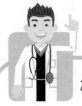

椒盐普通话总结一哈儿：

透析了那么多年，等肾源等到花儿都谢了，终于把肾换了！这下可以随便吃了。结果随便吃得肾坏了，搞的又要透析了，这下安逸了。肾移植术后也不是进了保险柜，不是想吃啥就吃啥的。记倒起适量、均衡、新鲜、清淡这八个字。尽量避免重蹈覆辙。

（张颖君、李超）

第六节 肾移植之终身的选择——免疫抑制剂

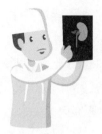

许多肾移植术后的患者和家属认为，肾移植后可以和正常人一样想干什么就干什么了，不需要再服药了，也不需要注意什么了。其实肾移植术后，由于每个人的身体都有一个自然的防御系统——免疫系统，它具有自我保护功能，也就是通常所说的免疫功能。它能够对异物的入侵产生识别、控制、排出和消灭等一系列生理过程，从而保护自身的健康。当接受肾移植手术后，对受体身体而言，移植肾就是一个异物，这时身体将启动自身免疫系统，通过一系列复杂的过程，如各种抗体、补体、淋巴细胞、单核细胞等会对外来肾进行攻击，对其造成严重损害，甚至使移植肾功能完全丧失，最终达到排除异己的作用。这种排斥反应是导致术后移植肾丧失功能的主要原因之一。因此患者需要终身服用免疫抑制剂，它使机体对移植来的肾脏的排斥降到最低水平，使移植肾在患者体内与其和平共处。

肾移植术后免疫抑制剂的服用

为了防止肾移植术后的排斥反应，接受肾移植就意味着要终身服药。目前一般采用三联的治疗方案即"他克莫司（FK506）或环孢素 A（CsA）＋吗替麦考酚酯（骁悉）＋激素"来抑制排斥反应。

药物指导

术后严格按医嘱服用免疫抑制剂及其他药物，不能自行增减药物的剂量或改服替代药物；准时服用药物（如早 8 点、晚 8 点），以维持相对稳定的血药浓度；避免服用对免疫抑制剂有拮抗作用的药物和食物（如葡萄柚）等。定期复查抗排斥药物的药物浓度。

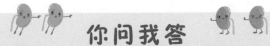

你问我答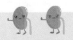

1. 为什么肾移植术后要服用免疫抑制剂呢?

答：当接受肾移植手术后，对受体身体而言，移植肾就是一个异物，这时身体将启动自身免疫系统，通过一系列复杂的过程，如各种抗体、补体、淋巴细胞、单核细胞等会对外来肾进行攻击，对其造成严重损害，甚至使移植肾功能完全丧失，最终达到排除异己作用。这种排斥反应是导致术后移植肾丧失功能的主要原因之一。

2. 那免疫抑制剂应该怎么服用呢?

答：术后严格按医嘱服用免疫抑制剂及其他药物，不能自行增减药物的剂量或改服替代药物；准时服用药物，以维持相对的血药浓度；避免服用对免疫抑制剂有拮抗作用的药物和食物等。

3. 免疫抑制剂有哪些?

答：主要包括激素类、脱氧核糖核酸或核糖核酸合成抑制剂、细胞因子合成抑制剂、细胞因子作用抑制剂、生物制剂和中药制剂。目前一般采用三联的治疗方案即"他克莫司（FK506）或环孢素A（CsA）＋吗替麦考酚酯（骁悉）＋激素"来抑制排斥反应。

免疫系统
→ 有自我保护功能
→ 能够对异物的入侵产生识别、控制、排出和消灭等一系列生理过程，从而保护自身的健康

免疫抑制剂种类
→ 激素类、脱氧核糖核酸或核糖核酸合成抑制剂、细胞因子合成抑制剂、细胞因子作用抑制剂、生物制剂和中药制剂

治疗方案
→ 他克莫司（FK506）或环孢素A（CsA）＋吗替麦考酚酯（骁悉）＋激素

药物指导
→ 按医嘱服用；准时服用药物；避免服用对免疫抑制剂有拮抗作用的药物和食物等

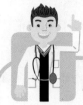

椒盐普通话总结一哈儿：

肾移植术后吃了那么多年的免疫抑制剂，好久才可以不吃嘛？这下晓得了，肾移植之终身的选择——免疫抑制剂小剂量维持。莫得法，就是这样，你的终身伴侣，除非你又想透析了。肾移植术后咋个用药呢？这个就要问医生了，每个人情况不一样，那就乖乖听医生的话，不要随意增减药物的剂量，按时吃药，避免吃对免疫抑制剂有拮抗作用的药物和食物等。

（张颖君、李超）

第七节 血液透析与舒缓治疗，透析可以更舒适

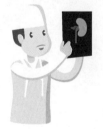

舒缓治疗，以前又称姑息治疗，依据 WHO 的定义，舒缓治疗是指为无治疗希望的末期病患提供积极的、人性化服务，主要通过控制疼痛、缓解躯体上的其他不适症状和提供心理、社会上的支持，为患者和家属赢得尽可能好的生存质量。舒缓治疗体现了人类对生命的尊重和珍惜，让人生的最后一段旅程过得舒适、平静、有尊严和少痛苦。

肾脏疾病的舒缓治疗有许多显著的特点，首先，终末期肾脏病与终末期心脏病和呼吸疾病相似，因为这三种疾病最终都会导致死亡，但不同的是，终末期肾脏病患者可通过透析获得维持生命的治疗。我国接受血液透析的患者人数已达 51 万人，较 2016 年数据增长 72 405 人。由于肾源稀缺和手术风险的原因，很多患者选择了

透析之路。透析患者大多经历着焦虑、抑郁等心理症状，我们应该让透析患者在透析过程中体验舒缓治疗。透析患者通常独自到医院血液透析中心接受透析治疗，没有家属陪伴，即便有的老年血液透析患者请的是专业陪伴，他们心里也会比别人更容易感觉到孤单。所以，患者在透析时更应该接受舒缓治疗，得到更多心理安慰和关爱，而不只是冷冰冰的操作。

舒缓治疗是一种跨学科的治疗方案，侧重于患者及其家庭和群体的身体舒适度（管理疼痛及其他症状）以及心理、精神和社会支持。对于慢性肾脏病患者，医务人员以及患者家属都应参与到舒缓治疗中来。除了心理症状，血液透析患者还经历着各种躯体症状，例如慢性肾脏病患者常报告的疼痛，包括骨骼痛、关节痛以及穿刺时的疼痛。但是，许多血液透析患者的疼痛都没得到充分治疗。当患者死于医疗机构而非家中时，这种情况尤其如此。而舒缓治疗则可以帮助患者缓解这种疼痛症状。不仅如此，舒缓治疗还可以减轻患者的恶心、呕吐、便秘以及不宁腿症状等，提高患者的生存质量，使患者透析得更舒适。

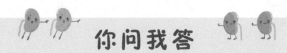

你问我答

1. 哪些人需要舒缓治疗？

答：有三种主要的患者群体可能会受益于舒缓治疗。一种是那些宁愿放弃透析而接受保守治疗的人。他们面临的挑战是如何优化生存质量以及如何为他们以后的死亡做准备。第二种是那些开始透析时身体健康的人。随着时间的推移，他们的症状越来越明显，他们需要一个改变护理的方向。第三种是那些病情持续恶化，导致肾衰竭的患者，如控制不良的糖尿病。

2. 舒缓治疗和临终关怀一样吗？

答：舒缓治疗不同于临终关怀，它的时间范围更为宽泛。亦不完全等同于更广泛的支持治疗，舒缓治疗的对象更具针对性。临终关怀是舒缓治疗的一部分，疾病早期舒缓治疗的介入可使患者获得更高的生存质量，而患者离世后亦有对患者家属的支持。

3. 舒缓治疗需要停止血液透析治疗吗？

答：不一定，基本的原则以患者的自主权利为主，最重要的是以尊重患者的意愿与自主权为第一考量。当患者意识不清、失去自主权时，患者的法定监护人可以决定是否终止透析治疗。

舒缓治疗适宜人群
→ 放弃透析而接受保守治疗的人
→ 开始透析时身体健康的人
→ 病情持续恶化，导致肾衰竭的患者

舒缓治疗
持续时间
→ 始于确诊，至患者去世

舒缓治疗内容
→ 生存质量评估
→ 透析治疗的继续与停止，对生前医嘱和医疗保健代理的安排
→ 自身症状的控制

舒缓治疗缓解症状
→ 疼痛
→ 便秘
→ 癫痫发作
→ 恶心、呕吐

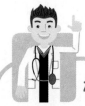

椒盐普通话总结一哈儿：

舒缓治疗，以前称为姑息治疗，也叫作支持治疗，听清楚了，这个东西可不是让患者啥子都不做，就在那里等待死神的到来，放弃自己的人生。它不是在患者快不行的时候才做的治疗，而是在患者确诊得病了的时候就可以进行的，一直持续到患者离开人世。舒缓治疗主要就是减轻患者因为疾病带来的痛苦，同时延长患者的生命，让患者和患者的家属感觉到巴适的一种治疗手段。

（张颖君、李超）

第八节　血液透析与临终关怀，有尊严地离开

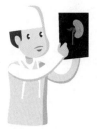

大部分的血液透析患者和家属以为血液透析就可以解决所有的问题，而漠视了血液透析是步入生命末期的事实。其实，慢性病患的末期照顾比癌症的末期照顾更困难。慢性疾病患者末期的照顾需要更多的关怀与爱心。血液透析临终关怀，可以改善患者的生存质量，照顾患者及家属面对死亡时的精神、社会、心理问题，"使患者得以善终"，使家属面对患者的失落感最终得到释怀。临终关怀是舒缓医疗的一个方面，适用于按照一般病程发展预期寿命不足 6 个月的患者，也适用于愿意放弃根治性治疗的患者。关于临终关怀患者是否要继续透析尚无统一方针。患者接受临终关怀时，有关继续透析的具体临终关怀项目方案需视个人情况而定。

血液透析患者的临终关怀主要包括生存质量和预后的评估、通

过预立医疗自主计划过程来制定适当的预先指示（其中将包括选择保守的无透析治疗、透析停止后及选择保守治疗患者的症状控制、就死亡质量评估并发症和死亡）以及对家庭和群体的哀伤辅导。

生存质量评估应始于肾脏病的确诊并持续至死亡。生前遗嘱和医疗保健代理被称为预先指示，它们在慢性肾脏病患者中未得到充分利用。临终治疗提供了书写遗嘱、讨论葬礼安排以及关注患者及其家庭心理社会和精神担忧的时间。停止透析后的症状控制：停止透析患者从最后 1 次透析治疗至死亡的平均生存期为 6～8 天，范围为 2～100 天。残余肾功能显著的患者预计生存期更长。停止透析并使用临终关怀的患者在死亡前 1 周的每人医疗成本中位数显著减低。死亡后评估及哀伤辅导：一些透析方案已经开始将患者死亡质量的评估作为质量保证措施的一部分。这促进了对患者死亡特征和/或质量的检查，并着重努力确保预立医疗自主计划的制定、症状控制及多学科团队、患者和家庭的有效沟通。

目前临终关怀虽然在血液透析患者中未充分开展，但是治疗血液透析患者的肾病医生越来越深刻地认识到临终关怀的重要性。在以患者为中心的治疗中，考虑到以下 3 种治疗目标：以透析作为过渡性治疗、以透析作为最终目的治疗以及无透析的积极内科治疗。因此，应该为任何正在透析、拒绝透析或停止透析的患者考虑临终关怀，让患者有尊严地离开。

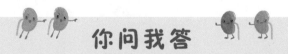

你问我答

1. 血液透析患者临终关怀有哪些内容？

答：血液透析患者的临终关怀主要包括生存质量和预后的评估、通过预立医疗自主计划过程来制定适当的预先指示（其中将包括选择保守的无透析治疗、透析停止后及选择保守治疗患者的症状

控制、就死亡质量评估并发症和死亡）以及对家庭和群体的哀伤
辅导。

2. 临终关怀到底是什么？

答：临终关怀可以帮助患者了解死亡，进而接受死亡的事实，
同时帮助患者完成自己生命中觉得有遗憾的事情，比如说特别想见
到的人、想要和解的事情，又或者关于身后事的安排。除此之外，
还可以为家属和照顾者提供相应的专业咨询、心理辅导和哀伤辅导。

3. 临终关怀工作人员有哪些？

答：医疗方面有医生和护士；心理辅导和支持方面有心理咨询
师和社会工作者；社会支持方面有志愿者、患者家属及朋友等。

临终关怀适宜人群
→ 一般病程发展预期寿命不足
  6个月的患者
→ 愿意放弃根治性治疗的患者
→ 停止透析的患者

透析停止与否
→ 继续透析的具体临终关怀项
  目方案需视个人情况而定

临终关怀内容
→ 生存质量评估
→ 保守的无透析治疗
→ 预先指示
→ 症状控制
→ 就死亡质量评估并发症和
  死亡
→ 对家庭和群体的哀伤辅导

临终关怀治疗目标
→ 以透析作为过渡性治疗
→ 以透析作为最终目的治疗
→ 无透析的积极内科治疗

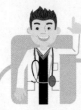

椒盐普通话总结一哈儿：

临终关怀主要是为终末期患者服务的，当然也包括维持性血液透析患者。临终关怀确实没法延长患者的生命，也没法治愈患者的疾病，但是它可以充分尊重患者的意愿，在患者清醒有自主能力的时候做决定：当明知道不行了，还要不要插满一身的管子，还要不要承受数次胸外心脏按压和电击，最终还是痛苦地离开。临终关怀让患者坦然地面对死亡，减少心中的恐惧，减轻身体上的痛苦，让患者可以走得更平静，更有尊严。

（张颖君、李超）

关于这本书和我们的团队

四川大学华西医院血液透析中心于 1978 年组建至今，经过几代医护同仁的不懈努力，其规模逐步扩大到两个院区、开放床位 132 张，每年完成血液透析治疗逾 10 万人次，透析质量达到国内领先水平。

《血液透析和它的朋友圈》的出版得益于四川大学华西医院肾脏内科厚重的医护实力和前沿的科研能力。根据北京大学发布的"2019 版全国最强医院科室"排行榜，四川大学华西医院肾脏内科排名第六。除了高质量完成常规性的临床血液透析工作之外，在肾脏内科负责人和学术带头人的引领下，血液透析中心还承担了大量的科研与教学任务。全体血液透析医护工作者潜心钻研、推陈出新，将学术研究成果与临床经验紧密结合，为《血液透析和它的朋友圈》科普知识的编撰提供了夯实的理论基础。

《血液透析和它的朋友圈》的出版亦得益于血液透析医护理念的不断提升和精准化的患者管理。在华西医院大力支持下，肾脏内科和血液透析中心陆续推出了慢性肾脏病并发症多学科医护一体化门诊、血液透析护理随访门诊和血管通路随访门诊。围绕"将单纯的延长患者生命，向提高患者的生存质量转变"这一血液透析目标，集中医护资源，专注于血液透析并发症的深入研究和临床诊治，为血液透析患者提供更全面、更专业、更精准的诊疗建议和健康教育服务，进一步提高血液透析患者对疾病的科学认知和自我管理能力，减少并发症的发生，改善患者生存质量。

《血液透析和它的朋友圈》的出版更得益于四川大学华西医院血液透析资深医护工作者的责任心和集体智慧，将关注痛点集中化、将专业知识科普化、将学术讲解通俗化。每一位编者都通过深入浅出的行文方式给患者带来耳目一新的阅读体验和精准答疑，使每一位患者/家属更加便捷直观地获得血液透析相关知识点和应对相关问题的方式、方法。

血液透析中心在推出本书的同时，还借助"四川大学华西医院肾脏内科"微信公众号，持续为广大血液透析患者提供更前沿、更权威、更有效的健康宣教信息，敬请各位读者通过以下二维码添加关注。

最后，借《血液透析和它的朋友圈》顺利出版，再次感谢为此辛勤付出的各位编者，再次感谢一如既往支持血液透析工作的各位患者和朋友们！

四川大学华西医院肾脏内科　血液透析中心　陈林

2022 年 1 月于成都

"华析说"微信公众号

"四川大学华西医院肾脏内科"
微信公众号